老けない ボケない
うつにならない

60歳から脳を整える

著者

まえがき

中高年、しかも定年後にボケる人とボケない人がいます。
ボケるかボケないかは、「脳の整え方」次第です。
そのことを具体的なやり方をふくめてお伝えしたいというのが、この本の主旨です。

日本人の長寿化が進み、女性はもちろん男性でも80歳を超えて生きるのが当たり前の時代になって、多くの中高年、とくに定年後の人生にとって大きなテーマとなってきたのが、ボケです。

だれもが定年後の20年、25年を健康に生きたい、ボケないで生きたいと思っています。

わたしの本業は高齢者を専門とする精神科医です。この仕事を30年以上やってきたのですが、その立場で申しあげますと、残念ながらいまの人類の力では認知症は予防できません。

認知症は脳の病気です。

しかし、認知症に起因しないボケは予防できます。まず、このことを知ってください。

実際、統計をとってみると、85歳以上の人なら3、4割の人（軽い人も合わせてですが）は認知症の診断に当てはまってしまいます。

しかも、この3、4割には、それまで相当アクティブに脳を使っていたと思われる人も含まれています。ちょっと前まで現役だった経営者、学者、弁護士、医師、政治家などもたくさん入っているのです。

認知症というのは脳の病気なので、どんなに脳を使っていても確実に予防できる方法はありません。

ただ、それは「医学者」としての立場であって、「医者」としての立場ではありません。

一介の医者としていわせてもらうと、認知症の予防法はないけれども、**ボケの予防はできる**のです。

病気でもないのにボケたようになってしまう人が、70代くらいまでは、認知症の人よりはるかに多いのです。この本でいう「ボケ」というのはそういう状態のことです。

この人たちは頭の回転が悪くなり、また意欲もなくなることが多いのですが、**これは、「脳の整え方」**次第で予防が可能です。

そういう意味で、ふだん高齢者に接している医者として、**ボケの予防法はある**といいたいのです。

大切なことは、脳の若さを保つことです。若々しい脳の人は、意欲的で人生を楽しむ能力があります。この**脳の若々しさと関連があるのが前頭葉**《ぜんとうよう》だと考えられているのですが、前頭葉を整えるには、「快体験」、「想定外の体験」、「強い刺激」

などが必要です。

そういう刺激があれば、前頭葉はいつまでも若々しく、つまり、脳も体も老化しにくくなるのです。

先々の認知症を恐れて暮らすよりも、いまできることをやって楽しく生きることが大切です。実際、75歳までは、認知症になる確率は5％もないのですから。

中高年が続々と第2の人生へ向かって船出をしていますが、どうぞ、ボケを恐れずに快活な日々をお過ごしください。

目次

60歳から脳を整える

まえがき……3

プロローグ

「ボケにだけはなりたくない」あなたへ

60代、あるいはもうすぐ60歳になる人へ……22
ほんとうに怖いのは老人性のうつと活力の衰え……25
脳は日々ちゃんと整えれば衰えない！……28
回復力が落ちるのは筋肉も脳も同じ……31
「ゆっくり休もう」でガクッと老いる人がいる……34
守りに入ったら、前頭葉は元気がなくなる……37

第1章 脳の前頭葉を整える

「勉強しなくちゃ」という気持ちには落とし穴が……42
前頭葉は脳にしまわれた記憶を引き出す……45
つまらないプライドは脳を老け込ませる……48
前頭葉を整えるなら「まあ、いいか」で終らせない……51
日記を1日の入力でなく、出力として活用する……54
日記は記憶を引き出すトレーニングだ……57
ブログで表現力を磨き他人とつながる……59

辞書や地図を読むと想起力が高まる……62
好きだった世界が図鑑やカタログに収まっている……65
くだらないテレビを観ていると前頭葉の廃用が進む……68
お笑い番組を観るくらいなら寄席に行こう！……71

第2章 前頭葉を元気にするいい習慣

60代の人には幸せな過去があった……76
この10年20年、想定外の出来事があったか？……79
学生時代の友人と何かを企ててみる……82

スモールビジネスを考えてみよう……85
当たり前と思っていることがビジネスになったりする……88
放浪へのあこがれはいまでも残っているはず……91
大人の贅沢はやってみると面白い……94
行動すると、こころも「行動的」になる……97
昔からそうだが、株をやっている人はボケない……100
ときめきを感じたらブレーキをかけない……103

第3章

人づき合いにはおカネをかける

貧しかったようで恵まれていた今の60代……108
人づき合いにはおカネをかける……111
「ケチ」は感情を老化させる！……114
「こいつ、元気だなあ」と思うだけで元気が乗り移る……116
美味しいものを食べて後悔する人はいない……119
肉料理には「幸せ物質」が含まれている……122
おカネを使うことで自己愛が満たされる……125
なにどうおカネを使うかと考えるのは前頭葉を使う……128

お酒が好きな人こそワイワイ飲む時間がほしい……131

第4章
相手に合わせない、協調しない

協調性にこだわると人間関係が面倒になる……136
「わたしはこう思う」という人はボケない……139
反骨人生はいくつになってもボケない……142
いくつになっても熱い議論ができるのは嬉しい……145
古い友人同士だからこそできる議論がある……148
議論が面倒なのは、脳が老化してきたからだ……151

堂々と冷静に議論すると脳は元気に……153
口先だけだと「ふん」で片づけられてしまう……156
口だけでなく体が動く60代の脳はボケない……159
カレンダーを妻の専用にさせてはいけない……162

第5章

好奇心で脳を刺激する

煮っころがしなんか要らない。トンカツをくれ……166
ほしいもののヒントは40代にある……169
ほしいものを探し出すことも脳のトレーニング……172

インターネットなら芋づる式に商品情報が引き出せる……175
ほしいもののない生活では脳が退屈しきってボケる……178
実用より遊び、必需品より夢のあるものが脳にいい……181
ほしいものが手に入ると脳はアクティブになる……184
ほしいものを手に入れると感情が揺さぶられる……187

第6章 脳が元気な人は体も元気だ

年齢とともに脳は縮む、これだけは避けられない……192
運動が嫌いでも脳が元気なら体は大丈夫……195

前頭葉が元気なら歩くことは楽しい……198
「ついで」の感覚で動きに弾みをつけてみる……201
行動的な人には「楽しみ目線」がある……204
定年を迎えればみんな無派閥になる……206
さあ、脳が元気になってきた、体も元気になってきた……210

エピローグ

よく忘れる脳がボケない脳である

定年後の脳は過去をふり返らない……214
ボケない脳には「忘れる力」がある……216
ここからはもう自分のペースでやっていくのだ……219

目次

プロローグ

「ボケにだけはなりたくない」あなたへ

60代、あるいはもうすぐ60歳になる人へ

60代、あるいはもうすぐ60歳になる方を想定しながらこの本を書きますが、最初にまず、おことわりしておきます。

あなたはたぶん、「認知症でボケにだけはなりたくない」と思っているはずです。

「ボケてしまったら世間からも家族からも相手にされない。せっかく定年後の自由が手に入るのに、ボケたらなんにもできない」

たしかにそうですね。認知症でボケてしまえば、周囲に迷惑をかける老人になってしまいそうです。まともな会話もできないし、外出もままなりません。

記憶力がなくなるというのは、新しいことを覚えられなくなるということですから、知的な成長もなくなります。定年後の人生に盛りだくさんの計画を描いている人にとって、認知症だけは勘弁！　というのが本音でしょう。

でも、わたしのようにたくさんの認知症の高齢者と接していると、晩年になってボケてしまうのはそんなに不幸なことではないという気がします。むしろいろいろなことを忘れてしまって、ニコニコしていられるというのは幸せなことのようにも思います。

それよりも、晩年になってうつ状態の続いている高齢者のほうが、はるかに不幸だし、悲しい人生になってきます。「ボケにだけはなりたくない」と考える人は多いのですが、精神科医のわたしの感じとしては、「**晩年はうつにだけはなりたくない**」というのがほんとうの気持ちです。

うつ状態になれば、自分を不幸な人間と思い込んでしまいます。生きていてよかったとか、いろいろあったけれどいい人生だったなあとか、そういった肯定的な気持ちになれないままに死んでいくのですから、どう考えても悲しい人生ということになります。

認知症はたしかに日常生活の妨げになります。重くなれば身近な人間の介護も必要になるし、「あんなに頭がよかったのに、いまじゃすっかりボケてしまって」といったあわれみさえ集めるかもしれません。

でも本人は、その頃には何もわからないのです。機嫌のいいときは穏やかな微笑みを浮かべて、まるで日なたのお地蔵さまのような、悩みも不安もない人間になっていきます。

ほんとうに怖いのは老人性のうつと活力の衰え

85歳を過ぎると、およそ3割から4割の老人がいわゆるアルツハイマー型の認知症になってしまいます。残念ながら、認知症そのものは現代の医学で防ぎようがないのですから、この3割、4割という数字はちょっと恐ろしい気もしますが、不可抗力と思って諦めるしかありません。

ところが、65歳から70歳にかけての年代では、認知症はわずか1・5パーセントですから67人に1人しかいません。60代後半なら、認知症の不安とはまず無縁にやっていけるのです。

それにしても、わずか1・5パーセントが十数年後には40パーセントにもなってしまうのです。この数字の急上昇が意味するものは、いったい何なのでしょうか。

じつは、65歳から70歳にかけての年代には、認知症ではありませんがボケたようになる人が10パーセントほどいます。ボケたようになるというのは、かんたんにいえば溌剌さがなくなることです。

「世間とのつき合いもなく、妻からもうとんじられる」

「終日、テレビを観てぼんやり過ごす」

「口数が少なくなって表情も沈みがち」

「自分で何か計画して実行するというのがない」

意欲も好奇心もなく、したがって朗らかさもなく、「なんだか、しょぼくれたなあ」という印象です。「お父さん、ボケてきたんじゃない?」と妻や子どもが心配します。

そういった状態の中に、じつは老人性のうつも含まれているのです。この年代のおよそ1パーセントはうつ病といわれますし、同じく数パーセントは定年で人づき合いが減ったり、頭を使うことがなくなって脳の機能が衰えはじめます。よく「もの忘れがひどくなった」とか「新しいことが覚えられなくなった」とこぼす人がいますが、それは意欲や好奇心といった脳の活力が失われてきたせいでもあるのです。忘れても何とかなる、覚えなくてもとくに困らないという生活になってしまったからです。

うつ病が脳に与えるダメージは大きいのです。

脳機能の衰えも、脳の老化を意味します。

どちらの場合も、将来的にはアルツハイマーへと移行する可能性が高まるのです。

したがって、60歳前後の人でしたら、認知症を恐れるよりもっと注意しなければいけないのが老人性のうつ病や、脳そのものの機能の衰えによるボケになってきます。こちらは数年後には1割の人間にとって現実となってくるからです。

脳は日々ちゃんと整えれば衰えない！

ここから大事なことを書きます。

わたしたちは、ふつうに暮らしているかぎりは80歳までボケないでやっていけるはずです。認知症はもちろん、いま説明したようなうつ状態とか、脳の機能が衰えてボケたようになってしまう状態とは無縁に暮らすことができるのです。

65歳から70歳にかけての世代が、1割もボケたようになってしまうというのも、定年後の刺激や変化に乏しい生活に原因があります。本来でしたら元気で活発で、自分のやりたいことにどんどん挑戦できる年代なのです。身体はもちろん、脳だってまだまだ若々しい年代なのです。

つまり、60歳から脳のメンテナンス（手入れ）をきちんと実行していれば、老人性のうつも、脳機能の衰えも防ぐことができるし、それが認知症の予防にもつながってくるのです。現代の医学で認知症そのものを防ぐことはできませんが、さきほど挙げた数字を思い出してください。たった1・5パーセントがなぜ十数年後には30〜40パーセントになってしまうのでしょうか？

ひとつ考えられるのは、脳は老化するほど認知症になりやすいということです。

逆に考えれば、**60代後半に脳の若々しさを保つことができれば、認知症になる可能性は減ってきます。**実際、90歳でも100歳でも若々しい脳を保ち続ける人はいくらでもいます。単純な計算をすれば、半数以上の人は健康な脳の持ち主のままでいられるのです。

したがって、なるかどうかわからない晩年のアルツハイマーを恐れるよりも、まず60代を元気な脳、若々しい脳で溌剌と過ごすことです。これならいまから取り組んでも十分に間に合うし、ポイントさえつかめば決してむずかしいことではありません。

そのポイントは前頭葉《ぜんとうよう》にあります。

本文の中でも詳しく説明しますが、脳の老化はまず前頭葉の老化から始まります。前頭葉はわたしたちの感情のコントロールを受け持つ脳ですから、そこが真っ先に機能低下するということは、「**人は感情から老化する**」ということです。怒りっぽくなったり、むっつりと不機嫌になったり、表情が乏しくなったりといった、いわゆる年寄りくさい印象が生まれるのです。

しかも前頭葉の老化は意欲の低下を生み出します。興味や好奇心をつくり出すのも前頭葉ですから、それが老化することで新しいことや未知の世界への関心をなくしてしまいます。それによって脳は刺激を受けることがなくなります。

回復力が落ちるのは筋肉も脳も同じ

もうひとつのポイントは、**歳をとってくると「廃用《はいよう》」と呼ばれる現象が起きやすくなる**ことです。廃用なんてイヤなことばですが、少しも特別なことではありません。

たとえば20代のころでも、慣れない山歩きとか肉体労働をすると、翌日は筋肉痛になります。階段の昇り降りがつらい状態です。

でも20代なら、2日目にはもう筋肉痛も治まっています。回復力が強いのです。

ところが40代を過ぎるころから、この筋肉痛が翌日ではなく2日後、3日後にピークを迎えるようになります。それだけ回復に時間がかかるようになってくるのです。

骨折なんかするとひどいです。10代、20代でしたら足の骨を折って1ヵ月、ギブスをはめようが寝たきりになろうが、骨がくっつけばすぐにまた元のように歩きだせますが、60代で骨折すると治りが遅いだけでなく、治ってもしばらくは歩行がおぼつかない状態になります。長い間使わなかった筋肉が衰えてしまって、以前のようには動いてくれないのです。

これが80代ともなれば、風邪をこじらせて肺炎になって1ヵ月寝込んだだけで、リハビリしないと歩けないようになってしまいます。筋肉を使わなかったときの衰えが、若いころとは比べものにならないくらい激しいのです。

同じことは脳にも起こります。

10代のころでしたら、たとえば半年ぐらい勉強しなくても知能が下がるということはありません。もちろん成績は下がりますが、それは勉強しないからテストに対応できないというだけのことで、頭が悪くなるわけではありません。

ところが高齢者が入院して、だれとも話さずぼんやりと1日を過ごすような生活を続けると、急激に記憶力が衰えたり、今日は何月何日か、自分はいまどこにいるのかといった「見当識《けんとうしき》」が衰えてきます。これは認知症と同じ症状です。

つまり、歳をとってくると、使われない筋肉や脳がガクッと衰えてしまうのです。

したがって、ここでも大事になってくるのは、脳を整えるためのいい習慣をもつということになります。**ふだんから刺激を与えたり、活発に働かせることでその機能を維持する必要があります。**とくに前頭葉の廃用には注意しなければなりません。

「ゆっくり休もう」でガクッと老いる人がいる

脳を整えるとはどういったことなのか、それは本文の中でさまざまなケースを挙げて説明していきます。でも、ここで1つだけ、どんなケースにも共通する心がまえを挙げておきましょう。

60歳を過ぎるとやがて迎えるのが定年です。といっても、いま勤めている会社を辞めるというだけで、再就職したり、地域の活動やボランティアに生きがいを見出す人もいます。かつてのように、定年と同時に家に閉じこもって、妻にうっとうしがられる男性は少なくなっているはずです。

ましていまの60代というのは、もともと知的レベルも高くて趣味や関心の範囲も広い世代です。しかもこの40年間、どちらかといえば恵まれたサラリーマン生活を送ってきました。バブルがはじけて大きな変化が訪れたとしても、そこでリストラにでも遭わないかぎりはまず順調な人生だったはずで、若い世代に比べれば退職金や年金も手厚いし、身体もまだまだ元気です。

当然、「さあ、ここからの人生は楽しませてもらうぞ！」と意気込んでいる人は多いでしょう。「あれもやってみたい」「これもやってみたい」と盛りだくさんの計画を立てる人もいるでしょう。

ところが、水を差すようですが、いざ定年を迎えたり仕事からリタイアしてしまうと、あれほど楽しみにしていた計画も実行できないまま、気がつけば70代を迎えてしまう人が大勢います。どうしてかというと、「まずはゆっくり休もう」と考えるからです。

「40年間の疲れを取って、それからあれこれ計画しても遅くはないだろう。なにせ時間だけはたっぷりあるんだから」

気持ちはわかります。

でもここであんまり休んでしまうと、前頭葉の廃用が進みます。じつは長いサラリーマン生活も、その後半の大部分はルーティンな作業で通していることが多く、意欲や好奇心を生み出す前頭葉の老化が進んでいる可能性が高いのです。そこでさらに**脳を刺激しない生活が続けば、ガクッと老います**。気がつけば老人性のうつになったり、家族から「なんだかボケてきたんじゃないの」といわれるようになってしまうのです。

守りに入ったら、前頭葉は元気がなくなる

そこで心がけていただきたいのは、60代こそ現役意識を失ってはいけないということです。

たとえ定年を迎えようが、あるいは仕事の第一線から退こうが、「もう、ゆっくり休んでいいんだ」といったリタイア感覚につかまってしまうと、前頭葉の廃用がどんどん進んでしまうからです。

といっても、ジタバタしようという意味ではありません。

仕事はもう一段落したのですから、追い立てられるように暮らす必要はまったくありません。ただし、守りの人生に入る必要もないのです。

じつは団塊世代より1回り上の世代、いま80代前半の世代の方々にこの守りの人生に入っている人が多いのです。バブル景気のときに40代後半ですから、給料もボーナスもたっぷりもらいました。子どもにも贅沢を味わわせ、しかも大企業に就職させることができました。

おまけに退職金も企業年金も、まだ、たっぷりともらえた勝ち逃げ世代です。それでいて、この世代はケチです。資産もあって年金も十分なのに、現役時代に会社のおカネで飲み食いしたり、なんでも経費で落としてきましたから、自腹を切る習慣がありません。生き方や考え方がわりとコンサーバティブ（保守的）になりがちなのです。

そういったコンサーバティブな生き方は、身の安全という意味では賢いかもしれませんが、「つまらない」あるいは「もったいない」というのがわたしの考えです。1歩退いて世の中を眺めたところで、自分が動かないかぎり楽しくないし、なにも変わらないからです。

現役意識を失ってはいけないというのは、60歳を過ぎてかりに仕事がなくなっても、世の中への積極的なかかわりをなくしてはいけないということです。どんどん要求もするし発言もする。議論も行動もいとわない。もちろん自腹も切るし責任も負うということです。「自分はもう一線から退いたんだから」といった物わかりのいい態度なんか取らずに、不満があれば声をあげて世の中にぶつかっていくべきです。60代にはそれだけのパワー、数の上でもおカネの上でも力があるはずなのです。つまり「引っ込むな」ということです。

それができれば、前頭葉の廃用など起こりません。

60代から、「脳を整える」とは、そういうことです。

そのトレーニングのために、どんな行動や習慣が大事なのか、この本を読んでたくさんのヒントをつかみ取ってください。

第1章

脳の前頭葉を整える

「勉強しなくちゃ」という気持ちには落とし穴が

今の60代の人にはまだ、ついでに言うとそれより上の団塊世代やその前後の世代は、勉強好きなところがあります。

「好き」というより、「勉強しなくちゃ」とか「勉強は大事だ」という気持ちが強いのです。受験生のころはもちろんですが、学校を卒業して社会に出ても、「自分はまだまだ勉強不足だ」と考えることが多くて、そのつど、本を読んで専門の知識や理論を学んできました。

こういった気持ちは60代になってもあまり変わりません。

おそらく定年を迎えても同じで、長く仕事がらみの本しか読まなかったので自分のやりたいことや、好きな分野の本を読んで知識をしっかり身につけようと考える人は多いはずです。

ところが現実には、この本を読むという勉強の基本、しかも決して嫌いではなかったはずのことが、いざ取り組んでみるといつのまにか苦手になっています。理由は単純で、内容が頭に入らない、覚えられない、したがって根気が続かないのです。

60歳を過ぎて資格取得のための受験勉強を始める人もいますが、たいていは挫折します。ちょっと参考書を広げてみて、「さっぱり覚えられない、もう昔のような頭じゃないんだな」と諦めてしまうのです。

じつはこれも理由があって、1つは長く受験勉強から遠ざかっているために、そのコツを忘れてしまったのです。コツというのは、過去問を解いてわからないところを重点的に勉強するといういわば基本技術のことですが、もう1つの理由もあります。会社勤めの現役時代に比べて、資格取得の切迫感がないことです。仕事や昇進のために必要とか、資格があればやりたい仕事ができる、手当てがついて給料が上がるといった現実的な動機が弱いのです。

この現実的な動機が弱いというのは、本を読んで勉強するときにも大きなハンディになります。「時間はたっぷりあるんだし、しかも自分の読みたい本を読めばいいいんだ」と思っても、かつてのような意欲や情熱が生まれてきません。だから頭に入ってこなくて、結局、途中で諦めてしまいます。

するとどうなるでしょうか？

定年でそれまでの人間関係が切れ、本も読まない生活になれば、脳が刺激されることもありません。脳を整えるどころの話ではなくなるのです。時間がたっぷりあって「勉強しなくちゃ」という気持ちになったはずなのに、それが結果として脳の廃用を進めることになってしまいます。

前頭葉は脳にしまわれた記憶を引き出す

こんどは違う角度から脳の老化を取り上げてみましょう。

歳をとってくると、人はだんだん無口になります。老いておしゃべりになる人はあまりいません。

家に閉じこもりがちの生活になればよけいにその傾向が強まります。

「なにか話そうと思っても話題が見つからない」

「話したいことはあるんだけど、人の名前を思い出せなかったり、細かいところを忘れてしまって自信がないから黙っている」

「いつも同じ話ばかりしているような気がして、つい口を閉ざしてしまう」

そんなこんなの理由から、しだいに無口になってしまうのですが、これも前頭葉の老化で説明することができます。

前頭葉には、一種のインデックス機能があると考えられています。

脳のどこかにしまいこまれている記憶を引き出す役割のことです。ちょうど図書館の司書のような役割ですが、この機能が衰えてくると、頭の中に入っているはずの大事なことを引き出せなくなってしまいます。

無口になるというのは、感情の老化、つまり前頭葉の老化が始まっているからだと考えられますが、その状態が続けば続くほど、記憶を引き出す力はどんどん弱まっていきます。出力系の衰えが加速されるのです。

一方、本を読んでもその内容が頭に入らないとか、覚えられないというのは入力系の衰えになりますが、記憶というのはかなり意思的な行為です。覚えないといけない、ここは覚えようといった気持ちがあれば、なんとか覚えられるのです。

それから年齢に応じた記憶の技術があります。歳をとれば丸暗記のような覚え方はできなくなりますが、イメージで全体像を捉えたり、メモやパソコンといった外部記憶を活用する方法もあります。

それに、60歳を過ぎたらもう、あくせく覚えることなんかないのです。興味のあることなら苦労しないで覚えられるし、それで十分でしょう。

それよりも、前頭葉の老化を防ぐためには出力系を整えることです。話す、書く、発表するといった場所をつくって、記憶を引き出す力を整えることです。今の60代でしたら、いままでずいぶん入力してきましたね。それを引き出す力がなくなったら、宝の持ち腐れになってしまいます。

つまらないプライドは脳を老け込ませる

出力系を整えるいちばんかんたんな方法はだれかと話すことです。

といっても、歳をとると無口になると書いたばかりです。いきなり人と話しましょうといわれても困ります。

でも無口になる理由の1つに、記憶が曖昧だから間違ったことをいいたくないとか、だれでも知っているようなことをいまさらたしかめたくないというプライドがあります。今の60代はまだ競争世代でしたから、いくつになってもこのプライドは消えません。そのあたりから、まず変えてみましょう。

歳をとっても脳の若々しさを失わない人は、自分が知らないことや知りたい

ことがあれば、屈託なく周囲の人間に質問します。年齢とは無関係にだれでも得意な分野、不得手な分野があるのですから、自分のキャリアとか知識量にはこだわらないのです。

80歳を過ぎた松下幸之助が若い技術者の開発プランを聞いて、会議の場で質問してもいまひとつ納得できず、そのあとで大学の研究者に徹底的に質問して基礎的な知識を叩き込み、翌日の会議で改めてその技術者に疑問点を問いただしたというエピソードがあります。

どんなに権威があっても、質問することになんの抵抗もないのです。

◎わからないことは徹底的に聞く。

◎初歩的な質問であっても恥ずかしがらない。

こういった態度が、いくつになっても脳の若々しさを保たせてくれます。

なぜなら、聞くためには自分のありったけの知識を引き出して、どこまでわかっているか、どこからわからないのかをたしかめなければいけません。それが出力系を整えることになります。

それに質問というのは構えなければ気楽にできます。わからないことを聞くだけですから、相手が若い人でも同世代でも、会話のきっかけがかんたんにできます。興味が湧いたらどんどん質問を続ければいいし、興味がなかったらさっさと忘れていいのです。

しかもたいていの場合、質問された相手はいい気分になります。人にものを教えるというのは嬉しいことなのです。こちらがつまらないプライドさえ持たなければ、周囲の人と会話を交わすのは少しもむずかしいことではありません。

前頭葉を整えるなら「まあ、いいか」で終らせない

60代より若くても、50代くらいになると思い出せそうで思い出せないことがいくらでもあるはずです。

友人と話していて、映画や本のタイトルが出てこない。

出てくるんだけど、なにか違うような気がする。

昔あんなに好きだった歌の歌詞が出てこない、だれが歌っていたか忘れている。共通の知人の名前が出てこない、店の名前も忘れている……。

すると会話がしょっちゅう、つまずきます。

「アレだよ、アレ」

「うん、アレだよ。それはわかるんだ」
「おたがい、わかってるんだからまあ、いいか」

こんな調子です。まるでテレパシーで会話しているみたいですが、ここで諦めないという道もあります。

「アレじゃあやっぱり引っかかる。よし、思い出してみよう」

1人がそういいだし、「よーし、このままうやむやにしないで思い出そうか」と応じる相手がいると楽しいものです。

まずはヒントの出し合いから始まります。たとえば人の名前なら、「たしか、『木』がついたなあ」と1人がいいだせば、「木村だっけ？　違うなあ、木田でもないし、佐々木でもないし」とじれったい会話が続きます。

こういうのはやっぱり時間のムダということで、「まあいいや、話を戻そう」となるのですが、不思議なことがしばしば起こります。また違う話題に戻ったときに、1人が突然叫ぶのです。

「そうだ、木島だ！」

「そうだ、そうだ、木島だ！　おまえ、よく思い出したなあ」

思い出したほうは得意げです。じつは脳で説明すれば、**前頭葉のインデックス機能ががんばっていてついに記憶を引き出した**ということなのですが、それができたのは、必死で思い出そうとしたからです。

だから一種の脳のトレーニングだと考えてください。

「まあ、いいか」で終わらせない。

ムダでもいいからヒントを出し合ってがんばってみる。それはそれで、屈託のない愉快な時間になります。

日記を1日の入力でなく、出力として活用する

話すことが出力になるのですから、書くことも当然、出力です。じつは「読む」ことだって出力系を整えるプロセスになるのですが、それは後述します。ところで長く会社勤めをしていると、書くこともどちらかといえば入力になってきます。

仕事のスケジュールを手帳に書き込む。

連絡事項や交渉の要点、会議の結論、上司の指示といった、忘れてはいけないことをメモにしたり日誌に書き込んだり、あるいはパソコンのファイルに収める。

会議や朝礼で話したいこと、スピーチの要点をあらかじめノートに書いて覚えようとする。すべて入力のためです。

受験生のころ、あるいは学生時代のノートも同じです。覚えるため、あとで思い出せるために書いたのですからすべて入力です。

そういった、「書くこと」＝「入力」の習慣がついてしまうと、勉強も仕事もしなくていい生活になったときに、書くことがほとんどなくなります。

これは会社勤めをしていても同じです。プライベートな時間になにか書くという経験がまずありません。年賀状以外ははがきもめったに書きません。日記をつけているビジネスマンも、とくに50代以降となればグンと少なくなるはずです。それだけ仕事中心の生活になっているのです。

そういうビジネスマンは、60代になって日記をつけようと思っても「なにを書けばいいんだ」と困るはずです。まして定年を迎えて変化のない毎日を過ごすようになれば、「書くことなんかない」でおしまいです。すべて、日記＝入力（記録）という発想があるからです。

でも、「とくになにもなかった1日」とか「これといって記憶に残ることのない1日」こそ、出力系を整えるチャンスなのです。**平凡な1日の日記を書こうと思えば、まず思い出すことから始めなければいけない**からです。

食べたもの、見たもの、会った人や交わしたことば、考えたこと感じたこと……1日中、眠っていたわけではないのですから、思い出そうという気持ちになればいくつか蘇ってくるものがあるはずです。それを日記に書き留めることで、前頭葉は確実に刺激されます。

日記は記憶を引き出すトレーニングだ

日本人は入力型の勉強には慣れていますが、出力型の勉強はほとんど経験していません。いまの大学生はレポートを書かせても全員が同じような論旨、同じような結論しか導かないとよくいわれますが、これも入力中心の勉強しかしてこなかったので出力の方法がわからないのです。

本を読んで学んだ理論や情報でも、ネットで検索した理論や情報でも、それを加工して自分なりの表現を加える作業に慣れていませんから、どれもこれも同じようなレポートになってしまいます。

会社に入っても同じです。

ビジネス文書には一定のパターンや様式があって、あまり自分の表現を持ち込めません。場合によっては前例踏襲、丸写しのような文書になってしまいますが、それがいちばん無難なのです。

年賀状だって、最近はほとんどが家庭用のプリンターで印刷したものですから、中には手書きの文字がまったくない年賀状もあります。なにか書いてあってもせいぜい一言、「今年は飲みましょう」だけです。

そう考えてくると、**日記というのは考えて文章を書く数少ないチャンス**ということになります。スタイルも長さも自由だし、他人が読むわけではありませんからなにを書いても自由なのです。

もし長続きしないとか、すぐつけ忘れるという人は、10年日記のようなスタイルが面白いです。

1日分のスペースはほんの3、4行ですから、その日に食べたものとか歩いたコースだけを書いてもいいし、2年、3年と続けているうちに「ああ、去年のいまごろはこんなことしてたのか」とか、「そうか、カツオの美味しい季節なんだ」とか、短い記述を手がかりにいろいろなことを思い出すことができます。それによって、「しばらく新緑の山も歩いてないなあ」とか、「あの居酒屋からもずいぶん足が遠のいたなあ」と気がつけば、行動にも変化が生まれてきます。短い日記でも、そこから広がる世界は意外に大きいのです。

ブログで表現力を磨き他人とつながる

今はＹｏｕＴｕｂｅになりましたが、かなり長い間わたしはほぼ毎日、ブログを更新していました。

眠いときや疲れているとき、人と会って食事をしたりお酒を飲んだりしたときは、面倒くさくなるし、内容も雑になったり思いつきだけ並べたりするのですが、そういうブログをきちんと読んで共感のメールをくれたり、こちらの知りたい情報を教えてくれる人がいるとものすごく嬉しくなったものです。

ブログの内容は基本的に自分の考えや感じたことを書いているだけです。あくまで、わたしの見方や考え方を書きなぐっているだけですから、反論されてもいいし、わたしとは違う見方や考え方を示されてもいいです。べつに自分が正しいと思っているわけではないからです。

けれども、そこに共感が生まれたり、役に立つ情報や知識を提供されたりすることで、読者の方とのつながりを実感することができます。本を出しても雑誌に記事を書いても読者はなかなか見えない存在ですが（本の場合は売れれば共感されているんだという目安にはなりますが）、ブログというのは書いたその日のうちに反応があって、しかも個人的な気持ちや考えを素直にぶつけてもらえます。

それから日記と違って不特定多数に向けて公開されますから、**わかってもらえるように書かなければいけません。**

是非はともかく、こちらの考えや気持ちはできるだけわかりやすく伝えたい。そういった意味では、日記よりはるかに表現に気を遣うことになります。

定年を迎えてブログを始めたら、そこから新しい交流や人間関係が始まったという人は珍しくありません。

「だれが読んでいるのかわからないけど、だれかが読んでいると思うとそれだけでドキドキする」という人も大勢います。

つまりブログには、表現力を磨くことと、まったく知らない人間とのつながりが生まれてくるという2つの効果があります。

これってけっこう、すごいことです。自分の部屋にいながらパソコンを通してつながってくる世界があるのです。しかも趣味や考え方の似ている人間とつながってくるのです。脳は他人の脳とネットワークをつくることに快感を持ちますから（つまりわかり合える人間関係です）、どんどん活性化されていきます。

辞書や地図を読むと想起力が高まる

出力系を強化するというのは、思い出す力を取り戻すということです。脳の中には無数の知識や情報がしまいこまれているはずですが、**それを思い出せないのでしたら、知識も情報もないのと同じです。**

でも思い出せないのは、ほとんどの場合、きっかけがないからです。刺激がない、ヒントがない、糸口が見つからないといった理由で、思い出すことすら忘れているのです。

その証拠に、だれかと話したり、あるいは日記でもブログでもなにかを書こうとすれば、記憶の糸口をたどってさまざまなことを思い出します。「こんなこともあった」「あんなこともあった」と、ふだんは忘れていたことでもつぎつぎに思い出すものなのです。

そこで、ふだんから、脳のどこかにしまいこまれているはずの記憶に対して、思い出すきっかけを与えてくれるグッズを手元に置いてみましょう。それが、**地図や図鑑**です。あるいは**辞書や辞典**でもいいです。

たとえば60代以上の人に懐かしい単語集に旺文社の通称『赤尾の豆単』があります。手のひらにすっぽり収まるサイズですから、英語の辞書というより英単語の暗記用カードみたいなもので、ポケットに入れて持ち歩き、電車やバスの中でも取り出して読んでいた受験生が大勢いたはずです。

「ああ、懐かしい。赤線引いて繰り返し読んだっけ。あんなもの、まだ売っているのか」

売っています。相変わらずのサイズ、赤い表紙もそのままです。

それをパラパラめくっているだけで、ものすごくたくさんのことを思い出すはずです。覚えたはずの英単語は大部分、忘れているかもしれませんが、それでも40数年前に必死で暗記した英単語ですから、「ああ、この単語が覚えられなくて苦労したんだ」とか「そういえば通学バスの中でいつも乗り合わせた女子高生がいたなあ」とか、ふだんだったら絶対に蘇ることのない記憶がいくつも浮かんでくるはずです。

地図や図鑑にもそういった力があります。

たとえば日本地図をパラパラとめくっているだけで、学生時代の貧乏旅行で訪ねた町や村を思い出します。長いサラリーマン生活にも、出張や所用で訪ねた土地がいくらでもあるはずです。

地名を目にするだけでも記憶は刺激され、地図をたどっていくうちにその旅行で出合ったさまざまなことを思い出すでしょう。食べたもの、泊まった宿、出会った人、あるいは一緒に旅行した友人のことなどです。すべて、想起力を高めることにつながってきます。

好きだった世界が図鑑やカタログに収まっている

あなたにも10代、20代のころに熱中していた世界があるはずです。

高校生のころはギターが好きだった。小遣いをためてフォークギターを買ったけれど、ほんとうはほしいモデルがあった。20代はオートバイに夢中になった。これもとりあえずアルバイトでおカネをためて中古を買ったけれど、ほんとうは憧れのマシンがあった。

釣りが好きだった、スキーが好きだった、天体望遠鏡で星空を眺めるのが好きだった、車の運転が楽しかった時期もあっていつかスポーツカーに乗ってみたかった、そんな思い出がほとんどの60代の人々にはあるはずです。

そういう点では現代の若者より「熱かった」といえます。

ただし、ギターでもオートバイでもスポーツカーでもなんでもそうですが、アルバイトの収入や会社勤めの収入で買えるものはかぎられていました。家電製品でもそうですが、今の60代が10代、20代のころは〝贅沢品〟の範囲が広くてどれも値段が高かったのです。

いまならどうでしょうか？

ギターや天体望遠鏡ならかんたんに買えそうです。

オートバイやスポーツカーとなると、「はたして乗りこなせるか」という不安はありますが決して手の出ない値段ではありません。

問題は、情熱です。

「あのころ憧れたギターを手にしてみたい」

「もう一度、オートバイに乗って遠くまでツーリングしてみたい」

そんな気持ちになれるかどうかです。

そこでまず、**カタログを集めてみましょう。**

メーカーから取り寄せることもできるし、どんな分野にも専門雑誌があって探せばムック版の図鑑が出ているものです。中には往年のモデルを集めたマニア向けのカタログもあります。そういうものは減っていてもネットで調べてみたらいくらでも出てきます。

そういった図鑑やカタログやWEBページを開いているだけで、次から次に思い出すことがあるはずです。

そして、ふつふつとわき立つ感情があります。「よーし、買ってみるか！」と気持ちが固まったときには、脳も心地よい興奮状態になっているはずです。

くだらないテレビを観ているとと前頭葉の廃用が進む

わたしは基本的に、**テレビは脳にとって有害**だと思っています。

もちろん良質のドラマやドキュメンタリーもありますから、観ないほうがいいとまではいいません。

でも、たとえば疲れて帰宅して、何もやる気がしないからとりあえずテレビをつけ、たまたまやっているバラエティを家族と一緒に観るような生活だけはやめたほうがいいでしょう。

理由はいくらでもあって、それこそ本1冊分くらいはすぐに挙げることができます。実際、『テレビの大罪』『テレビの重罪』という本も書いたのです。

でもいまは、今回のテーマに即してなぜテレビが脳にとって有害かを説明します。

まず、家族と一緒にいても会話がなくなります。

1人で観たとしても、バラエティ番組は脳に想起させるものは何もないし、ましてして考えさせることもありません。観終わったとたんにすべての記憶が消えるでしょう。

それから司会者もタレントも、あるいはときどき交じるゲストや文化人とやらも、同じ主張、同じ立場でしかしゃべりません。

だれかのことをひどいやつだといえば、出演者全員で「ひどい」「ひどい」というだけです。

「こういうの変だ」とか「間違っている」といえば、これまた全員で「変だ」「間違っている」と合唱するだけです。

ものごとのとらえ方が、つねに一面的で断定的なので、番組を観ている人間もそれと同じ考え方、受け止め方しかできなくなります。押しつけを無抵抗に受け容れるのですから、脳にとってはなんの刺激にもなりません。

まして定年を迎えて家でゴロゴロするようになり、**昼からワイドショーを観るようになったら最悪です。**ワイドショーの報道はつねにワンパターン思考で、決めつけが激しいからです。人気のある政治家や俳優にはつねに賞賛のコメントばかり、それがちょっとスキャンダルが出たり落ち目になると寄ってたかって非難します。

そんな番組を観ていると、釣られて「そうなのか」「たしかにそうだ」としか考えなくなりますから脳は完全に思考停止状態に陥ります。60歳を過ぎたら、もうバラエティやワイドショーでひまつぶしすることだけはやめましょう。ボケ状態が進むだけなのです。

お笑い番組を観るくらいなら寄席に行こう！

60歳にもなると、おそらくテレビのお笑い番組を観てもほとんど笑えないと思います。まだ20代の子どもがいて、となりで大きな声をあげて笑っていたとしても、なにがそんなにおかしいのかさっぱりわかりません。

でもそこで、「自分ももう、歳をとって若者のセンスについていけなくなったのかな」とは考えないでください。

ただたんに、低レベルのお笑いタレントがあふれているだけのことです。つまり、あなたの脳はテレビのお笑いタレントでは満足していないのです。

でも、笑うことじたいは脳にも健康にもいいことです。感情の老化予防にも大いに役立ちます。

ですから、若者向けのお笑い番組で笑えるならあえて観るなとはいいませんが、笑えないのでしたらもっと本物の芸にふれてください。

たとえば寄席でもいいし、コミカルな舞台でもいいです。大阪でしたら「なんばグランド花月」のような劇場で、本物の芸にふれるのが脳にとってはいちばんの刺激になります。あるいは漫才のやすし・きよし、落語の名人のＤＶＤでもいいでしょう。

こういったことは、60歳になったらどういう分野にも当てはまります。

温泉が好きな人でしたら、ありきたりの温泉宿、テレビや雑誌にいつも登場するような温泉地では満足できないのですから、本気で自分だけの極上温泉を探してみる。

蕎麦が好き、寿司が好き、魚介類が好き、山菜やきのこが好き、ステーキが好き、なんでもいいのです。

もうそんじょそこらの名店、評判店など無視して自分の足で遠出してもいいですから探してみる。つまり、自分にとっての本物探しです。

こういうことは、脳にとってすべて快楽探しになりますから、前頭葉は大いに刺激されます。わかりきったこと、ルーティンな作業や行動に前頭葉は参加しませんが、なにが待ちかまえているかわからない世界へ出かけることはワクワクするような興奮をもたらします。

おカネをかければいいというのではありません。

あくまで、自分にとっての本物探しですから、子どものころに食べて忘れられないコロッケの味とか、ラーメンの味でもいいのです。探して探して、とにかく出会ってみる。

その瞬間、脳はさまざまなものを想起するはずです。

「これだ、これなんだ！」と思った瞬間、**脳は歓喜に包まれる**はずです。

第2章

前頭葉を元気にするいい習慣

60代の人には幸せな過去があった

60代の人が集まって話すと、「あのころは面白かったなあ」という思い出話がたくさん出てくるようです。

「忙しかったけど、毎日、なにが起こるかわからなくて無我夢中だった」

「業績もどんどん伸びたし社員も増えていったから、職場に活気があった」

「上司ともしょっちゅうケンカしたけど、おたがいにカラッとしてたな」

80年代といえばジャパン・アズ・ナンバーワンと言われた時代で日本経済は好調で輸出も伸び、株価もどんどん上がって80年代末にはバブルもおこって高額商品が飛ぶように売れた時代です。個人消費も活発でしたから、あらゆる業界が事業を拡大させていました。

たとえばこの時期に急成長したのがスーパーなどの流通業です。どこも将来の出店を見越して大量の新人を採用しましたから、今の60代の人もかなりの新卒者が就職したことでしょう。

「日本中で毎月、どこかの街に新規オープンがあった。北海道から九州まで、1年単位で転勤が続いたなあ」

やっとその街に慣れ、店舗も軌道に乗ったと思ったころにはもう、飛ばされます。

結婚してもほとんどが単身赴任、子どもが生まれてもめったに顔を見ることもできません。

それでも、いま思い出せば「面白かった」という話になります。落ち着いて将来のことを考える余裕もなく、ただ飛びまわり、働きまくっていた時代でしたが、会社の成長と自分自身の成長を実感することができたからです。

しかも毎日、なにかのトラブルやアクシデントが起こります。

急成長の業界ほど、想定外の事件がつぎつぎに起こり、それを自分たちで解決して乗り越えていかなければいけません。

結婚して家庭を持ち、小さな子どもがいればここでも事件は起こります。なにもなくても子どもの成長は家庭の中に変化を生み出します。

公私ともに、めまぐるしい変化の中で過ごした時代が、60代の人にはあったのです。そのことは、脳にとって幸せな時代だったといえるでしょう。

この10年20年、想定外の出来事があったか？

じつは**前頭葉というのは、想定外の出来事と直面したときに活発に働きます。**

トラブルやアクシデントもその１つですが、どういう結果が出るかフタを開けてみなければわからないような状況とか、明日はなにが起こるかドキドキするような状況というのが、前頭葉の出番になってきます。

その逆のケースでは、前頭葉はほとんど活動しません。

たとえば作業内容が毎日、同じで、結果もほぼ予測がつくような仕事。数字を操作するだけの仕事。流れ作業とか手順の決まった仕事です。

どんなに忙しくても、やり方がわかっていて決着も見える仕事というのは、前頭葉が働かなくても側頭葉《そくとうよう》や頭頂葉《とうちょうよう》の働きで続けることができるのです。側頭葉は言語の記憶や理解に関係していますし、頭頂葉は数字に関係していることに対処しますから、この2つの脳が活動すればルーティンワークはほぼやり遂げることができます。

ということは、仕事にも慣れ、会社の仕組みや人間関係にも通じてくる40代、50代ともなると、多忙ではあっても前頭葉はあまり刺激されることなく過ごしている可能性があります。

まして景気低迷が続いて会社が守りの姿勢になってしまうと、新しいことには手を出さないで経費節減とか現状維持といった地味な仕事ぶりになってきますから、ますます前頭葉の出番がなくなります。

私生活も同じです。

酒場に出かける回数が減り、外食が減り、旅行にも出かけない。

妻や子どももそれぞれ勝手にやっていて、あまり話をすることもない。

そういった変化のない生活が続くと、前頭葉どころか脳そのものへの刺激もなくなっていきます。

そうして定年が近づくころには、退職金や年金の計算をして、「月々、これくらいでやっていけばなんとかなるかなあ」と想像します。いったいどこに前頭葉が刺激されるチャンスがあるでしょうか。

60代の人はたしかにバブルがはじける前の20代前半くらいのころにはワクワク、ドキドキするような日々が続いたかもしれません。

でもあなたにはこの10年20年、はたして想定外の出来事とつぎつぎに直面するようなことがあったでしょうか？

学生時代の友人と何かを企ててみる

コロナ前の話ですが旅行にはオフシーズンとなる6月下旬、上越新幹線で新潟に出かけた知人が驚いたそうです。

「空席がたくさんあるだろうと思ったら、わたしの乗った車両は満席だった。それも60代から70代にかけてのグループがにぎやかに乗り込んでいた」

男性同士もいれば女性同士もいます。男女入り交じったグループもあります。様子を見ていると、どうやら学生時代からの友人同士らしくて、みなさん定年退職したのか平日の新幹線でラフなスタイルで美味しそうにビールを飲んでいたそうです。

「温泉に出かけるグループ、飲み食いが楽しみなグループ、山歩きのグループ、いろいろ交じっているみたいだけど、これから新潟で同窓会だというグループもいた」

どうやら現地で待ちかまえている仲間がいるらしくて、合流すればかなりの人数になるようです。

そういう話を聞いて思ったのですが、60代の人にとって仲間は各地に散らばっているはずです。東京の大学を出ても東京に就職するとはかぎらず、実家に帰って家業を継いだり、地方の企業や役所に勤めたり、あるいは転勤先が気に入って家を建ててしまい、そこで定年後の生活を楽しんでいる人もいます。

60代の人々は競争世代でしたが、この競争世代というのは案外、仲がよくて長いつき合いになるケースが多いのです。といっても多忙な40代、50代にはめったに顔を合わせることもなく、年賀状のやり取りだけになりがちですが、そろそろいいでしょう。かつての悪友たちのなかでも気の合うメンバーで集まって、それもただ集まるのではなくて旅行もかねて趣向を凝らしてみるのも楽しいものです。

問題は、そういうイベントの音頭とりですね。

だれかが幹事になって、メンバーやスケジュールを決めたり宿や乗り物を決めなければなりません。ばらばらになっている友人たちに連絡するだけでも一仕事です。それにいざ連絡してみると、それぞれにさまざまな事情が生まれていたりします。

そういった幹事役を、ぜひ自分から買って出てみてください。

プランニングから実行にいたるまで、それこそ想定外の事件がつぎつぎに起こります。**幹事というのは一種のプロデュース感覚を必要としますから、前頭葉はフル活動する**ことになります。

そして、みんなに感謝されます。

脳にとってこんなに幸せな体験はめったにありません。

スモールビジネスを考えてみよう

いわゆるシニア世代というのは、マーケットとして、ものすごい可能性を秘めています。

まして60代の人は、その中核となってこれから10年、20年と世の中にかかわり続けることになります。

当然、シニア世代が求めるものや必要としているもの、「こんな商品があればいい」「こんなサービスがあればいい」というニーズもわかります。自分がほしいものを考えればいいのです。

そしてここまでの話にあった想定外の出来事に直面することと、このマーケットを組み合わせたときに出てくる答えは起業です。「いまさら」とは**決して**思わないでください。

もちろん、定年退職して「いまさら」起業しても成功はおぼつかないでしょう。40代、50代から準備してきた、具体的なプランもかたまっている、というのでしたらともかく、「定年でヒマになったから会社でも起こすか」とはいきません。

それに失敗したらやり直しができません。

退職金をつぎ込んだり、あらたな借金を抱えてまで起業するというのは、いくらスリルの好きな前頭葉でも冒険に過ぎるような気がします。おそらくほとんどの60代は、「勘弁してくれ」と思うはずです。

ではスモールビジネスならどうでしょうか。

資金は手持ちのおカネの中で自由に使える範囲。

べつに会社を起こさなくていいし、収入も経費を差し引いて赤字にならなければそれでいい。**イヤになったらすぐに止められるビジネス**です。よく考えてください。

その経費の中に交通費やガソリン代、あるいは宣伝費や接待交際費も含めていいのですから、儲けはゼロでも、いや、少しぐらい赤字でも、自腹を切って遊んだと思えば少しも気になりません。

そういう呑気なビジネスを起こせるのも、とりあえず住む家があって食えるだけの年金や貯金があって子どもにも手がかからない60代なら可能になります。あとはあなたの**前頭葉を必死で働かせる**ことです。アイディアを練るだけで、たとえ実現しなくても脳は確実に刺激を受けます。

当たり前と思っていることがビジネスになったりする

これは、また聞きのエピソードですから細部に不安はあるのですが、1つのヒントにはなると思います。

ある編集者が職場の早期退職勧告に応じて55歳で会社を辞め、ついでに都心のマンションも売り払って妻と2人で郊外の庭付き1軒家に移ったそうです。

周囲は50年前くらいに開発されたいわゆるニュータウンで空き家も目立ちます。だから格安で購入できたのですが、移り住んで数年もしないうちに庭いじりも飽き、散歩も飽き、なんだか半ボケ状態になりかかってきました。

周りの家に住んでいるのは自分よりひと回り上の世代で、これまた夫婦だけの暮らしですからひっそりしています。「まだ自分はこういう暮らしには早かったかなあ」と後悔しはじめたとき、隣家のご主人が突然、小さな菓子折りを持って訪ねてきたそうです。

用件は意外なことでした。

「あなたがこちらに越してきたのは、何年の何月だったか教えてください」

突然でしたからこの元編集者も考え込み、それでもまだ記憶はしっかりしていましたので「4年前のちょうどいまごろですね。おたくのバラがきれいで、手入れのいい庭だなあと感心したのを覚えています」と答えたそうです。

すると隣家のご主人は大きくうなずいて安心したような表情です。

「どうしてそういうことが気になるんですか」と思わず質問すると、「じつは元気なうちに自分史を書いてみたくなったのです」といわれました。

「おたくが移ってきたのがいつのことだったか、どうしても思い出せなくて」

わざわざ、そのことをたしかめるためだけに訪ねてきたのだそうです。

そのとき、この元編集者は「手伝おうかな」と考えたそうです。隣家のご主人は自分史を書くといっても、まず個人年表を正確につくってそれから思い出せることを書こうと考えているみたいです。そういうやり方に対しても、もっとかまえないでその人らしい自分史をつくる方法があることぐらい、アドバイスできそうです。

結果だけをいえば、隣家のご主人はこの元編集者のアドバイスを受け容れて大満足の自分史を本にすることができました。もちろん、編集はすべてやってもらったので料金も格安で済み、わずかですが謝礼も支払ったそうです。その後、口コミで評判が広まって、元編集者には毎年、ポツポツと仕事の依頼があり、それがきっかけでさまざまなつながりが生まれています。

放浪へのあこがれは いまでも残っているはず

想定外の出来事には、いままでの常識的な生き方を少し外すだけで出合うことができます。

それに、常識的な生き方のほとんどは、60代にとって方便で身につけてきたものにすぎません。若いころにはむしろ、常識的な生き方を嫌っていた世代です。

60歳を過ぎたら、そろそろ昔の感覚を取り戻してもいいでしょう。

やってみたいこと。放浪のような旅、ギャンブル、思い切りの贅沢、恋愛……他にもいろいろあるかもしれませんが、その気になれば全部できます。方便のつもりが生き方、考え方の奥深くまで染みついただけのことで、腹を決めれば実行できないことはありません。恋愛だけは出会いと相手次第ですが。

でもためらいますね。

たとえば10代、20代のころにあこがれた放浪のような旅をいま実行して楽しいのかなと考えます。

「楽しいかもしれないけど、やっぱり疲れるだろう。せめて宿ぐらいはまともなホテルに泊まりたいし、食べものだって屋台や居酒屋だけというのはイヤだ」

わたしの考え方の1つに、どっちが得かというのがあります。

「スリリングに生きて家族に見離され、100歳までボケない人生」

「妻や子どもや孫に囲まれて、だけど晩年ボケてしまった人生」

さあ、どっちが得でしょうか？

答えは出ませんね。男の人生として前者もそれなりに魅力があるし、後者だって幸せそうです。

だとすれば、**晩年までボケずに家族ともつかず離れずやっていく人生が理想**です。それを実現しようと思うのでしたら、やはりどこかで小さな冒険は必要になります。

いちばん実行しやすいのは１人旅でしょう。時間はあってもおカネのなかった学生時代に、それでもたいていの今の60代はアルバイトでおカネを貯めて、行き先も決めずに夜汽車に乗るような旅に憧れました。憧れただけでなく実行した人も大勢いるでしょうが、そういう気ままな旅の魅力は60歳を過ぎてもなくなっていません。

しかも、学生時代よりおカネがあって時間もあるのです。

まだ体力も十分残っているはずです。わたしなら、少し遠いかもしれませんがヨーロッパへの旅を大いにお勧めします。往復のチケットと到着日のホテルだけ押さえて、あとは予定のない旅ぐらいできるはずです。

大人の贅沢は やってみると面白い

40代まではそれほどでもないのですが、50歳を過ぎると急にファッションに無関心になるサラリーマンは多いようです。

お腹が出たり髪の毛が薄くなったりして、「もうおしゃれするような歳でもないな」と思うのでしょうか。それとも女性にもてたいとか、恋愛したいといった気持ちが消えてしまうのでしょうか。

そもそも休日に外出する機会が減ってきます。

子どもが小さいうちはまだ出かけることも多かったのですが、高校生ぐらいになるともう親と外出なんていやがりますから、お父さんはせいぜい、近所をジャージ姿で散歩するぐらいになってきます。これはちょっと情けないです。

そのまま60歳を過ぎて定年を迎えれば、いよいよスーツとはお別れです。時間もたっぷりあって、平日の昼でも夕方でも、あるいは夜でも、どこにだって出かけることができるのに、面倒くさい気持ちになってしまいます。

その理由の1つに、ファッションがあります。

「いまさらビジネススーツじゃあるまいし、かといって普段着というわけにもいかない」

10年、20年と休日のファッションに無関心だったので、お気に入りのアイテムもなければ自信を持って着こなせる1品もなくなっています。まずそこから変えてみましょう。

といってもむずかしく考えることはありません。今の60代こそ、かつては自分なりのファッションへのこだわりがあったはず。しかも購買層としては大いに期待されていますから、デパートでも専門店でも足を運んでみればこの世代向けのコーナーがかならずあって、ジャケットでもパンツでもコートでも、あるいはカジュアルなシャツやセーターでも世界のブランドが揃っているはずです。

ここで少しぐらいの贅沢は許されます。シューズも含めて「これだ」という1品を取り揃えてください。**買えば身につけたくなり、身につければ外出したくなります。**

しかも安直な盛り場ではなく、銀座や六本木といった高級店ひしめく界隈に出かけてみたくなります。そういった自分の行動そのものこそ、想定外の出来事になってくるはずです。

行動すると、こころも「行動的」になる

現在の心理学では、人間のこころのあり方は内側から湧き出るものというより、外側から規定されてくるという考え方が主流になっています。

そこで、心理療法でもかつてのように、精神分析でこころの深奥を探って原因を突き止めるようなやり方ではなく、行動を変えればこころも変わってくるという行動療法が注目されるようになってきました。

たとえば学校が荒れ果て、少年の非行や犯罪に悩まされたアメリカの場合も、生徒の言い訳を聞いてカウンセリングするより、規則を定めてそれに違反した生徒には厳格に対応するゼロ・トレランス方式を導入することで、公教育の現

場は劇的に改善されることがクリントンの時代から注目されています。信賞必罰の体系をきちんとつくることで、生徒の内面まで変わってきたのです。

この「**行動がこころを規定する**」というのは、こころの若さにも当てはまります。

サラリーマンが定年を迎えると、わずか半年で数年分も老け込んでしまうケースは珍しくありません。会社勤めのころよりも、老いが加速されるのです。その理由は、服装やふるまいに張り合いがなくなってしまうからです。

会社勤めのころは、スーツにネクタイ姿でもそれなりに気を遣っています。若い社員もいるし、女性社員の目もあります。彼らや彼女たちにセンスのよさをアピールしたい気持ちがあります。

ときには連れ立ってお酒を飲んだりカラオケに行ったりします。

ふだんから自分よりはるかに年下の世代と交流があるというのは、こころの若さを保つ上では大いに役立っていたはずです。

定年を迎えて自宅で過ごす時間が増えると、そういった張り合いがなくなります。行動が年寄りくさくなってしまえば、こころの若さもどんどん失われてしまうのです。

したがって、60代になってもこころの若さを保ち続けるためには、まず行動することです。しかも、できるだけ結果を想定できない行動に踏み出してみることです。

ファッションにおカネをかけろというのも、見た目の若々しさが自信を生んで行動的になってくるからです。定年になったら、自分から動いて想定外の出来事に出合うしかありません。いまはともかく、「行動がこころを規定する」ということばだけは覚えておきましょう。

昔からそうだが、株をやっている人はボケない

いまの株式は、短時間で売買を繰り返して利ざやを儲けるゲーム的な要素が強まっていますが、かつては配当金目当てに株を購入する人が多かったといいます。

もちろん、資産にある程度の余裕がなければできませんが、町内には何人かの「株をやっている老人」がいて、「儲けた」というのは成長企業の株を株価の安い段階で大量に買い、その配当金がちょっとしたボーナスとして転がり込んでくるようなケースを指していました。当然、売れば莫大な利益になったのです。

そういう「株をやっている老人」というのは、なかなかに眼光鋭く、世の中の動きや景気の動向にも敏感で、短波放送の株式中継を聴きながらつぎの購入株を検討したり手持ちの株の売り時を見計らったりしていたのでしょうか、ボケとはまったく無縁の老人が多かったといいます。

株式も先が読めないという意味では前頭葉を刺激します。

毎日のニュースや経済の動きにも敏感になりますが、これは世の中に関心を持つということです。

しかも予想通りに値上がりして儲かれば、感情はたかぶります。値下がりして損すればガッカリしますが、投資に損はつきものと諦めるしかありません。

株式というと、かつては何となく「怖い」とか「失敗すればひどい目に遭う」といったイメージがありましたが、ネット証券を利用すれば小さなロットでの売買ができますし手数料も割安ですから、ボケないためのトレーニングと考えれば使えるおカネの範囲で楽しむことができます。少なくとも、宝くじを毎回購入して損するよりははるかに脳の刺激になります。

その意味では**ギャンブルも悪くない**のです。

こちらもおカネにある程度の余裕があって、「ここまでなら損してもいい」という範囲の中で楽しむぶんには前頭葉をたっぷりと刺激してくれます。ただしパチンコはお勧めできません。理由はいくつもあります。

推理も分析もスリルもないこと。株や競馬と違って毎日、そのたびにおカネが出て行きますから意外に散財してしまうこと。しかも近場のパチンコ屋に入り浸るようになれば、かえって行動半径が狭くなるのです。だいいち、全然、ファッショナブルじゃないというのがわたしの考えです。

ときめきを感じたらブレーキをかけない

先が読めないとか、想定外の出来事という意味では、恋愛こそ前頭葉を刺激してくれるのですが、60代ともなると「もういいや」という気持ちがどうしても先立ってしまいます。ほんとうはまだまだ枯れてしまうような歳ではないのですが、相手が自分よりはるかに若い女性だったりすると、「みっともないぞ」とか「どうせフラれる」とブレーキをかけてしまいます。

このブレーキをかけるということだけは、やめてもいいでしょう。

家庭を壊すほどに暴走しなければいいのです。

「この女性に惚れたのかな」と思ったら、そういう自分もまんざらではない気がしますね。

「まさかいまさら恋愛感情を持つなんて」

そう思いながらも、若々しい気分が戻った気がします。これは少しも悪い感情ではなく、ときめきですからむしろ幸せな感情になってくるはずです。そういう**幸せな感情を自分から追い払う必要はありません。**

ではどうしますか？

プラトニックでもいいから、そのときめきを育ててください。

50代、60代の「同窓会ラブ」というのが話題になったことがあります。学生時代の仲間が集まって昔のような気分でつき合っているうちに、なんとなく恋愛感情が生まれてくることですが、「浮気」とか「不倫」にまで発展するケースはめったにないはずです。

それよりも、ときめきを感じること自体が快感になってきます。その快感を生み出すのも脳です。ときめきもそうですが、華やいだ気分、若返った気分というのは、脳の快感神経を刺激します。わざわざセーブする必要なんかありません。

地方に住む60代の男性で、年に1度か2度、突然のように妻に「じゃあ、出かけてくるから」とだけ言い置いて泊りがけで家を留守にする人がいます。妻は慣れっこですから、「今度はどこ？」とだけ聞きます。横浜・札幌・大阪・名古屋・高松・博多……この男性には追っかけをしている女性ミュージシャンがいて、そのコンサートが決まると早々にチケットを取ってムダ遣いをやめて備えるのだそうです。

「初恋の女性に会いに行くような気分。ついでに知らない土地を旅することもできます」

追っかけを女性だけの楽しみにさせてはいけません。これだって恋愛感情になると考えていいのです。

第3章

人づき合いにはおカネをかける

貧しかったようで恵まれていた今の60代

こういう言い方は誤解を招きそうですが、60代の人の多くは、おカネに関していえば、苦労知らずです。

「バカいえ！　学生時代はおカネがなくてバイトに追われていたんだぞ」

かりにそう反論する人がいたとしても、いまの若い世代から見ればやはり恵まれていました。

時給は安かったかもしれませんが、バイトの口ならいくらでもありました。

それに安いといっても家賃も安くて食費も安くて授業料も安くて、しかも携帯だのネットだの光熱費だのがかかるいまの若者が、バスルームつき、エアコンつきが当たり前のアパートやマンションに住んでいることを考えれば、「人並みの暮らし」をすることにおカネがかからなかった時代なのです。人手不足の時代ですから、アルバイトの学生だって会社からはいまよりずっと大事にしてもらえました。ちなみにある60代の男性は、学生時代にたった２ヵ月アルバイトしただけの会社が厚生年金の上乗せ分、つまり年金基金にまで加入していたという通知をつい最近もらって驚いたそうです。

大学の授業料に関していえば、団塊世代のころは国立大学が月額１０００円でした。62歳の私が年額14万４０００円なので、月１万円かからなかった人が多いと思います。

私立大学だって文系なら年間20～30万円といったところでしょう。いまの学費を考えると羨ましくてため息の出るような値段ですが、それだけ日本の教育費は高くなってきているということで、決して物価や所得に応じた上昇ではありません。家計に占める教育費の割合はかつてと比べものにならないくらい上昇しています。

しかも60代の人は、子どものころから質素な暮らしに慣らされているので、貧乏に対しての耐性が強いのです。経済はまだまだ上向きの時代でしたから、えり好みさえしなければまともな会社に就職できたし、就職すればベースアップもボーナスも保障されていた時代なのです。

その後のことは第2章でも書きましたので省略しますが、サラリーマンとしてはいい時代を駆け抜けた世代といっても決して間違いではないと思います。

ただし、この世代は金銭感覚でいえば世の中の流れに乗ってきたぶん、保守的なところがあります。これはイヤ味ではありません。先行き不透明になってくると、「また質素に暮らせばいいんだ」という防衛本能が強まってくるのです。

人づき合いにはおカネをかける

防衛本能が強まっているのは、60代にかぎったことではありません。

いまの30代や40代でしたら、子どもの教育費と住宅ローンを抱えていますから収入が伸びない中でギリギリまで出費を切り詰めるしかなくなります。

けれども大半の60代は、すでに子どもも独立しています。孫がいる60歳なんて珍しくありません。

家のローンも払い終わっているか、あるいは残っていても退職金の一部で完済できる程度の金額です。

つまり、家計に占める大きな出費はないのですから、たとえ年金暮らしになってもある程度の資産があればおカネを使ってもとくに困ることはないはずです。老後の不安をいいだせばおカネはいくらあっても足りないということになりますが、**いくつになってもボケないための投資や経費は絶対に必要**です。なぜなら切り詰めておカネを残しても、晩年にボケてしまえば使い道がありません。

それどころか金銭管理さえできなくなってしまい、悪徳業者に引っかかってしまう老人はいくらでもいます。

そうならないためにも、おカネを使うときには使う習慣をつけることです。質素に暮らすのは、使うときに使えるためだと考えましょう。

では、どういうときにおカネを使えばいいのでしょうか。

脳がいちばん喜ぶことです。気の合う友人や、自分の好きな人間とつき合うときです。つまり、交際費をケチってはいけないのです。

ふつう、節約を心がけるようになると、まず切り詰めるのは交際費です。小遣いを減らされた30代、40代のサラリーマンは交際費から切り詰めるはずです。同僚と飲みに行く回数を減らしたり、行きつけの酒場に顔を出す回数を減らしたりします。

おそらくサラリーマン生活の終盤では、60代も同僚と飲みに行く回数を減らしたり、友人との食事会やパーティーもその回数が減ったはずです。声をかけられても断わったり、自分から誘うのも遠慮した人は多いと思います。

でも、そういった交際費の〝削減〟を続けていると、自腹を切る習慣がどんどんなくなっていきます。

「これくらいの店でこれくらい飲み食いすればいくらかかるのか」といったこともわからなくなります。そのまま定年を迎えてしまうと、ほとんど人づき合いのない暮らしになってしまうのです。

「ケチ」は感情を老化させる！

美味しいと評判の店で気の合う仲間と食事を楽しむ。

おしゃれしてパーティーに出かけ、お酒や料理を楽しみながら久しぶりに会う人たちと話し込む。

あるいは友人とちょっと贅沢して寿司屋のカウンターに座ってみる。

こういったことはすべて、交際費をケチると縁のない世界になります。「いまの自分には贅沢だ」とか「そんなおカネがあったら家でしばらくご馳走が食べられる」と考えれば、いかにも無駄遣いのような気がしてくるからです。

でも、**人づき合いは大事です。**

会社勤めの間は、接待でも社内の飲み会でも、さまざまな年代の人間とつき合うことができますが、それが仕事に絡んだつき合いであるかぎり、定年と同時に消えます。個人的なつき合いは自腹を切らなければなりませんが、それを避けてしまう人は定年後の人間関係がなくなってしまうのです。

なぜ、脳にとって人づき合いが大事なのでしょうか？

理由はいくつもあります。

まず気持ちが若返ることです。どんな相手であっても、一緒に食事をしたりお酒を飲んだりしながら話せば感情は浮き立つし、気持ちも若返ります。まして親しい人や好きな人、懐かしい人が相手なら脳は快感に包まれます。

それから会話すること自体が脳への刺激を与えます。

話題を選ぶ。あるいは話題をつくるために調べたり考えたり、体験したりする。記憶を引き出す。お腹を抱えて笑ったり、ときには泣いたり感動したりする。

新鮮な情報や知識にふれる。

身だしなみやファッションにも気を遣う。

相手の気持ちや考えを推し量る。

こういったことはすべて、脳にとって刺激、とくに前頭葉への刺激を与えます。

交際費を惜しんで人とも会わず、毎日、妻の料理を出されるままにボソボソ食べるような生活では、いまあげたたくさんのことがすべて経験できないままになります。だいいち、妻もたまったものではないはずです。

「こいつ、元気だなあ」と思うだけで元気が乗り移る

プロローグで、80歳を過ぎての認知症を怖れるより、60代後半からの「うつ」

に注意しましょうと書きました。

老人性のうつ病は脳に与えるダメージが大きいだけでなく、周囲にも気づかれないままに症状が悪化して最悪の場合、自殺につながる恐れがあります。これは決して誇張ではありません。減ったとはいえ今でも年間2万人を超える自殺者の中には、かなりの比率でうつ病の人が交じっていますし、世代別でみれば特に多いのが40・50代になります。令和３年の統計では、40・50代の男性自殺者は60代の男性自殺者を上回っています。

いずれにしても中高年世代にとって、うつ病は決して他人事ではありません。しかも自殺者の職業別統計をみると、いちばん多いのが無職です。これは50代の場合でしたらリストラや倒産などで仕事をなくした人たちも相当数含まれるはずですから、経済的な閉塞感がうつの原因になっていることは容易に想像できます。

さらに、仕事を失うことによって人間関係が途絶えてしまい、不安や寂しさを癒やしてくれる相手がいなくなるというのも見逃してはいけない原因です。60代の人が定年を迎えて、そこでもし人間関係が途絶えてしまえば、たとえうつ病にはならなくても刺激をなくした脳が一気に老化してしまうということは、十分に考えられるのです。

たとえばあなたがちょっと落ち込んだとします。妻や子どもの前では、なんでもない顔をします。かといって楽しい気持ちにはなれません。妻や子どももさっさと自分の仕事を片づけたり、テレビを観たりします。あなたはどこか中途半端な気持ちのままです。

でも親しい友人や知人が相手なら、まして美味しい料理やお酒が間にあれば、雰囲気は違ってきます。目の前には朗らかに最近の出来事を話してくれる人がいます。こういうことがあった、ああいうことがあったと、元気に話してくれます。するとすると、「こいつ、元気だなあ」と思いますね。

「自分も少し、元気出さなくちゃ」と思います。

そこで**自分を励ませば、たちまち元気になってしまう**こともあります。

「条件は同じじゃないか。自分はなにをしょぼくれているんだ」

そう気がついて、自分で自分の背中をドンと叩きたい気分になるのです。家に閉じこもっていたら、そういうチャンスはまずありません。

美味しいものを食べて後悔する人はいない

交際費って、結局は飲み食いのおカネです。

評判の店で飲み食いする、旅先で飲み食いする、繁華街の焼き肉屋で飲み食いする、どれも値段はまちまちですが、美味しい店で親しい人と愉快に過ごせば朗らかな感情に包まれるのは当然のことです。

それだけではありません。

美味しいものというのは、身体が求めているものです。

「脂の乗った魚料理が食べたいなあ」

「すき焼きを腹いっぱい食べたいなあ」

「上等な焼肉なんてずいぶん食べてないなあ」

60代ともなればかつてほどの大食いでもないし、肉料理や脂っこいものは何となく控えめにしています。

でも、その反動なのかどうか、たまに猛烈に食べたくなるときがありますね。

ああいうのは**身体が求めている**んだと考えましょう。肉でも甘いものでも、それを美味しいと感じるのは脳が満足しているからで、ふだんの食事が質素になりがちな60代にとっては、前頭葉が刺激される心地よい体験になってきます。

こういった快体験はすべて、身体の免疫機能を高めて、がんの予防にもなります。

みなさんもたぶん、笑顔や幸福感が脳はもちろん、身体も元気にしてくれるということは実感できると思います。それが免疫機能を高めてがんの予防にもなるというのは、ＮＫ細胞の活性化で説明することができます。

ＮＫ細胞というのは、たとえばがん細胞の素になるような出来損ないの細胞を異物として排除してくれる免疫細胞のことですが、その活性は20歳がピークでそれ以降はしだいに低下してきます。

つまり、免疫低下という視点でみれば、がんも老化現象の１つといえるのですが、快体験はこのＮＫ細胞の活性を高めることがわかっています。実験してみると笑っているときはＮＫ細胞が活性化しているのです。

うつ病も同じで、夫と死別した女性で、うつ病になった人とならなかった人のＮＫ細胞の活性を比較してみると、ならなかった人のほうが明らかに活性が高いという研究結果も出ています。

でも快体験にもいろいろありますね。ギャンブルや恋愛も、前頭葉を刺激して脳の機能を高めてくれるという話をしましたが、どちらも裏目に出る可能性があります。大損したり、失恋すればやっぱり落ちこむ可能性もあるのです。

その点で、美味しいものは裏切りません。どんな人でも、100パーセント満足して笑顔を浮かべるはずです。

肉料理には「幸せ物質」が含まれている

ところで、脳内のセロトニンという神経伝達物質が減るとうつ病になりやすいことがわかっています。このセロトニンも加齢とともに減ってきますから、たとえうつ病にはならなくても意欲が低下したり、感情の老化が起こります。

そこでうつ病の治療薬としてよく使われるようになったのが、ＳＳＲＩという抗うつ剤ですが、この薬はかんたんにいえば脳内のセロトニン濃度を高める働きをします。もう少し、詳しく説明してみましょう。

うつ病というのは細胞レベルで説明しますと、シナプスという脳の神経細胞の接合部で、神経伝達物質の受け渡しがうまくいかなくなっている状態と考えられています。つまり、セロトニンが放出されてもレセプターが受け止めてくれないのです。

それで気分が停滞したり、やる気がなくなったりすると考えられるのですが、レセプターが受け止めてくれないセロトニンは放出した神経細胞にふたたび取り込まれてしまいます。

ところがこのＳＳＲＩという薬は、そこで再取り込みをされないようにブロックする働きがあるので、結果としてシナプス内のセロトニン濃度が高くなって刺激が伝達されます。

ただし放出されるセロトニンが増えるわけではありませんから、少ないセロトニンの濃度が多少高まっても絶対量そのものが少なければ、うつ状態はなかなか改善されません。

セロトニンの原料は肉類に含まれるトリプトファンです。

それから「脂っこいものはコレステロール値が高いから身体に悪い」と思われがちですが、わたしのような精神科医の立場では、コレステロールにはセロトニンを脳に運ぶ役割があると考えられています。うつ病の人を診察してみると、コレステロール値の高い人は回復しやすいのですが、低い人はなかなかよくならないからです。

つまり、肉料理をしっかり食べている人のほうが、うつにはなりにくいのです。

セロトニンは「幸せ物質」ともいわれています。

脳内にセロトニンが満ちている人は、なんとなく幸福感に包まれます。すき焼きを食べていると幸せな気分になったり、焼き肉を食べていると元気が湧いてくるのも理由があるのです。

おカネを使うことで自己愛が満たされる

今の60代が子どものころは、めったにないことですが父親が家族を引き連れて美味しいものをご馳走してくれました。

寿司とか、レストランのトンカツやステーキ、専門店のすき焼きなどです。

「ここの料理はうまいぞ」

「今日は好きなものを頼みなさい」

そういって父親も満足そうにビールや日本酒を飲みます。

ああいうのって、気分よかったんだろうなと思います。

母親もご機嫌ですし、子どもたちも「やっぱりお父さんは偉いなあ」と尊敬してくれるからです。毎日のご飯やお弁当を作ってくれるのは母親でも、ここぞというときにふだんは食べられないような美味しい料理をご馳走してくれるのはお父さん！　そう思ってくれるからです。

おカネを使うことのメリットに、そういった自己愛が満たされるということがあります。

今の60代はその後、社会に出てバブル景気と出合い、高級な店で美味しい料理やお酒を飲むチャンスに恵まれました。あれはあれで気分がよかったはずです。「おカネを使うっていいもんだなあ」と実感できたのです。

ところが景気が落ち込み、子どもの教育費の負担が増したり将来への不安が生まれてくると、ぱったり自分のおカネを使わなくなりました。使えなくなったというべきかもしれません。

でも、それが定年後も続くと、おカネを使う快感を忘れてしまいます。せいぜい、孫に小遣いをあげて満足するくらいで、自分のために使おうとしなくなるのです。

これではしょぼくれてしまうのも無理がありません。

やってみたいことやほしいもの、出かけたいところはいくらでもあるはずなのに、「もう働いていないんだし」といった理由でブレーキをかけてしまったら、なんのために40年間、働き続けたのかわからなくなってしまいます。

しかも脳で考えれば、ひたすらルーティンな作業に費やした年月で前頭葉は機能低下し、その後もおカネを使わないという生き方のなかで前頭葉は刺激を受けるチャンスがありません。一気に脳の老化が始まって、ボケたようになるのも当然なのです。

なににどうおカネを使うかと考えるのは前頭葉を使う

おカネを使うというのも出力です。

貯めるのは入力で、知識を蓄えるようにおカネを蓄えればいいのです。たくさんの知識が溜まれば知識のおカネ持ちになります。

でも、それを使えないのは表現力がないということです。

あるいはオリジナリティがないということです。

どちらも前頭葉を使わないということです。

一方のおカネを使うことはどうでしょうか？

定年を迎えて、無意味な浪費はしたくないという気持ちならだれにでもあります。

したがって、使うなら存分に楽しみたいし、それによって幸せな気持ちになりたいと考えるはずです。

そうなれば、なににどれくらいのおカネを使うかというのは、かなり真剣なテーマになります。たとえば友人と会って飲み食いするだけでも、あれこれ調べたり記憶を総動員したりして店を選びます。

これが同窓会の幹事ともなれば大変で、前の章でも書きましたがまさに全知全能をふり絞ってのプランニングが必要です。出力系がものすごく鍛えられるのです。

そして、**結果に満足すれば脳は快感に包まれます。**

「今度はなにをやろうかな」と考えるはずです。

ここでも前頭葉の出番です。うまくいけば自信が生まれて、「よーし、つぎはもっとみんなを驚かせてやるぞ」と考えるでしょう。定年を迎えてからのこういう意欲というのは、人とのつながりやその予算を考えることで生まれてきます。閉じこもって節約しても出力系が刺激されることはまったくないのです。

それからこれも忘れがちなことですが、おカネというのは使うときに使ったほうが節約できます。

「久しぶりに美味しい料理を食べて楽しい時間を過ごしたなあ。けっこう使ったから、今月はちょっと締めなくちゃ」

それぐらいの感覚のほうが、無駄遣いはしなくて済みます。

むしろ、「贅沢してないんだからこれくらいいいだろう」と思って、パチンコをしたり居酒屋で1人でビールを飲んだりする人のほうが、結果として無駄遣いしているのはよくあることです。

お酒が好きな人こそ ワイワイ飲む時間がほしい

会社勤めのころは、仕事帰りに同僚と飲んでも翌日のことを考えますから、飲みすぎて体調を崩すということはまずありません。独身時代なら二日酔いもありますが、50代後半ともなればそれなりにセーブします。

それに仲間や友人と外で飲めば、話も弾むし感情発散もできます。

なんといっても１日の仕事が終わったあとですから、お酒は美味しいのです。美味しいお酒を、翌日に響かない程度に飲むというのはいたって健康的です。

定年後はどうでしょうか。

これがちょっと問題で、**お酒の好きな人ほど注意しなければいけないことが**

いくつかあります。

まず、人と飲む機会が減ると、陰気なお酒になりやすいのです。アルコールは好きでないという人でしたら、定年でお酒を飲む習慣もなくなりますが、好きな人は自宅で1人で飲むようになります。

すると、翌日の予定もないし早寝する必要もないのですから、つい飲みすぎてしまいます。たいていの場合は妻が「ほどほどにしたら」と止めますが、自分の部屋で飲むようになると歯止めが利きません。

すると、脳に悪い影響を与えます。

過度のアルコールが脳内のセロトニンを減らしてしまうのです。さきほども説明したように、加齢によってセロトニンが減少するだけでなく、アルコールによっても減少しますから、うつ状態になりやすいのです。

本来、仲間や友人と美味しいものを食べて楽しく過ごすぶんには、感情発散もできるし刺激も生まれるし、肉料理で幸せ物質のセロトニンも摂取できるのですから、適量のお酒はうつ病の予防にもなります。

でも、そういった愉快なお酒ではなく飲酒の習慣がついてしまうと、脳の老化を速めてしまう恐れがあります。

定年後の生活というのは、さまざまな暮らしの枠が取り外されるぶんだけ、お酒好きな人には注意が必要なのです。

そして、そうならないためにも人と会って楽しいお酒を飲む時間を大事にしたほうがいいのです。

「週末はみんなで集まって飲むんだから、少し体調を整えておこう」という気持ちですね。

料理を楽しみ、会話を楽しみ、それで美味しいお酒が飲めれば、１人で陰気なお酒を飲むのが味気なくなるはずです。

第4章

相手に合わせない、協調しない

協調性にこだわると人間関係が面倒になる

長く会社勤めをしていると、人間関係に大切なのは協調性だと思うようになります。

とくに管理職になるとその傾向が強まります。

「あいつは仕事はそこそこできるけど、協調性がないからチームワークを乱してしまう」

「若い社員は自分のプランにいつまでもこだわる。みんなに合わせないと仕事が進まないじゃないか」

そんな不満を持ちますが、自分が若いころはどうだったかといえば、協調性があったとはいえません。まさに「自分のプランにこだわり」、やりたい仕事で結果が出せればそれで満足だったのです。

わたしたちはどうも、歳をとると自分の考えにこだわるより相手や周囲に合わせるのが大人だと思うようになってきます。「いい歳をして、わがままをいうのはみっともない」と考えます。

まして定年で仕事を退いてしまうと、「もう現役じゃないんだからあまり出しゃばらないようにしよう」と考えがちなのです。近所づき合いも無難にこなそうとするし、友人知人とも争わずに丸くつき合おうとします。それはそれで、穏やかな定年生活ということになりますが、あんまり丸くなってしまうとなんだか隠居したみたいです。

それに感情が刺激されることもなくなります。

丸くなって怒ることもないんだからいいじゃないか、と思うかもしれませんが、それでほんとうに気が済むのかということです。まだ60代、仕事は一線から退いてもやってみたいことはいくらでもあります。

あるいは**頭がしゃんとしているなら自分の意見も判断もあります。**

それが相手や周囲とぶつかる場合も当然、あるはずです。

そこでもし、「へたに逆らっても気まずくなるだけだな」とか、「わたしが我慢すれば済む話だな」といった協調性にこだわってしまうと、結局はもやもやした感情だけが残ってしまいます。

これでは脳は欲求不満に陥りますね。

そしてもっと困るのは、人づき合いが面倒になることです。相手に合わせてばかりいると、あまり楽しくないし疲れてしまいます。

「わたしはこう思う」という人はボケない

現代俳句の重鎮として活躍した俳人の金子兜太《かねことうた》氏は、１９１９年に生まれ、２０１８年に98歳で亡くなりました。

生前は、90歳を過ぎてから毎週、全国紙の俳壇の選者をつとめ、句会で各地を動きまわり、ご自分が主宰する俳句結社の投句にもすべて目を通したそうです。

ものすごいエネルギーですが、記憶もしっかりしていて古今の俳句はもちろん、結社の同人の作品でも好きな句はたちまちそらんじてしまいます。

その金子兜太氏は句会のときに、出席者の句の中で自分が好きな句、いいなと思った句をまずはっきりと「いい」といったそうです。あるいはみんなの選んだ句が出揃ったあとでも、「わたしはこの句が好き」とはっきりいったそうです。

そういう独断的なところは若いときからあって、とにかく「いいものはいい」「悪いものは悪い」とはっきりさせました。

これは敵を作りやすい一方で、信奉者もできるということです。周囲に「いい顔」をして敵を作らない生き方というのは、一見、人間関係がうまくいくように思えますが、存在感がありません。

それからとくに好かれたり、頼られたりすることもありません。

ということは、つき合いが広いようでも希薄になってくるということです。これではサラリーマン時代の職場の人間関係と同じです。協調性を前面に出せばどうしてもそうなってしまいます。

定年後の人間関係は、広く浅くと考えなくてもいいのです。みんなとうまくやろうなんてあまり考えないでください。

それをやっても脳は退屈します。「またこういうつき合いか」と思うでしょう。

それよりむしろ、自分のいいたいことははっきり口に出して、「わかるよ」とか「わたしもそう思う」という人間とつき合ったほうが楽しいし、おたがいの刺激にもなります。

実際、80代とか90代とか、高齢になっても頭のシャンとしている人は、自分が正しいと思った考えや意見をはっきりと口にします。黙りこくってその場の結論に従うような人は、いつのまにか人づき合いが苦手になって家に閉じこもってしまいます。

反骨人生はいくつになってもボケない

90歳を過ぎてもなお、**かくしゃくと生きている人には闘争本能が強く残っています。**権威に負けないとか、自分の信念を曲げないとか、世の中の風潮に平気で逆らうといったことですが、わたしの実感としてもこのことは認めます。

たとえば70歳ぐらいで妙に丸くなったり、周囲に遠慮する人のほうがボケやすいのです。むしろ、派手なシャツやセーターを着込んで街を歩いたり、若い女性と楽しそうにお茶を飲んでいるような人は、たとえ家族に「いい歳をして恥ずかしい」と思われても脳は溌剌としています。

むのたけじさんというジャーナリストは1915年生まれで2016年、

１０１歳で亡くなりましたが、ある雑誌で「高齢」ということばに怒っていました。

「オレたちを高齢者っていうなら、わかいやつは低齢者と呼べ」

この主張は鋭いです。

高齢ということばしかないから、年寄りはなんだか弱者のような邪魔者のような印象を与えてしまいますが、低齢ということばがあれば逆に、高齢は偉いというイメージになります。若者なんて低齢者だと考えれば、頭の悪いのは若者ということになります。

だから「後期高齢者」ということばを国が使い始めたときに、このむのさんというジャーナリストは「ほらみろ」と指摘しました。

「やっぱり国は年寄りをそういう目でしか見ていない」というのです。

あるいは「老後」ということばにも噛みついていました。

「『老い』はわかる。だけど『その後』ってなんだ。ただの老いでいいじゃないか」

この主張も鋭いです。「老後の人生」といえば、老いてその後の人生ということですから、死を待つだけになってしまいます。「老いの人生」でいいはずです。

こういう、90歳を過ぎてもまだ闘争心旺盛な人というのは、ボケとまったく無縁に生きています。60代の男性が、闘争心をなくして世間の常識に従ったり、周囲に遠慮するようになってしまったら先が見えてきます。

当分の間、反骨じいさん、反骨ばあさんを目標にするというのはどうでしょうか。

いくつになっても熱い議論ができるのは嬉しい

60代の人はかつて、議論好きで自分の思想や価値観にこだわる人が残る世代でした。

そういう人たちは、学生時代でも、喫茶店や居酒屋で本気で議論し合い、最後はケンカになることがいくらでもあったはずです。

それに比べればいまの学生は最初から逃げ腰で、議論どころか自分の考えを相手にぶつけるのが苦手です。出力系が徹底的に弱まっています。

それよりさらに年上の団塊世代というのは、そういう点で出力系の力が強かった世代といえるかもしれません。いずれにせよ闘争心が強いということには、自信を持っていいはずで、長い会社勤めで多少は丸くなったとしても闘争本能が消えてしまったわけではありません。

その闘争本能をもう一度、よみがえらせてください。

相手はいくらでもいます。

もうサラリーマン時代のように厳格な序列はないのですから、不満があったらぶつける、納得できないときには議論する、自分の考えをはっきり口に出してみるといったことぐらい、どんな場面でもできるはずです。

たとえば仲間や友人と久しぶりに顔を合わせ、楽しく飲み食いしながら昔話をしていても、そのうち政治の話になったり小説の話が出たりします。映画でもスポーツでも、あるいは企業や組織の話でもいいです。

昔だったらそれこそ、「さあ、来たぞ」と腕まくりして、激論モードになるような話題です。

ところが、長いサラリーマン生活で協調性が染みついていますから、「まあ、目くじら立てて議論することはないだろう」というブレーキをかけてしまいます。「いまさら政治や思想的なことでぶつかってもしょうがない」と考えてしまいます。

「もう歳だし、長いつき合いなんだから、さらりと受け流せばいい」

〝君子の交わりは水の如し〟というのがありました。大人のつき合いとはそういうものだと考えたくなります。

でもじつは、激論になったところで仲たがいしたり、気まずくなる心配はそんなにないはずです。むしろ懐かしい気分になります。

「そういえばこいつとはよくやりあったなあ。おたがい、ちっとも変わってないや」

60歳を過ぎてもまだまだ昔のように熱い議論ができること、それがやっぱり嬉しいのです。

古い友人同士だからこそできる議論がある

2012年のある日のこと。定年退職して2年目の男性に、学生時代の友人から突然、電話がかかってきました。

出張で近くまで来ているから久しぶりに飲もうという誘いです。

もちろん、この男性は喜んで出かけました。

落ち合ってさっそく居酒屋のカウンターに座り、ビールで乾杯してまずは近況報告です。友人は嘱託であと1年、働くことになっているので、まだバリバリの現役感覚です。この男性のほうは会社を辞めて1年ちょっとしか経っていないのに、友人と話しているとなんだか勢いで負けそうな気がしたそうです。

「仕事をやめると、そんなつもりはなくても気力が衰えてくるのかな」

そう思うとちょっと悔しい気もしましたが、昔話や共通の友人のうわさ話になるとだんだん元気が出てきました。

そのうち、友人が**吉本隆明の話**を始めたそうです。

「死んだね」と切り出し、「おまえともずいぶん議論したなあ」と思い出話を始めます。

彼らの世代にとって、吉本隆明は青春時代にかならずといっていいほど読んできた思想家であり、詩人です。政治や文学に関心のある学生はまず吉本隆明の本で理論武装して仲間と議論したのです。

でも、定年退職した男性はその話に乗る気がしませんでした。

「いまさら青くさい議論なんて」と思ったからです。

それでつい、友人にいってしまいました。

「おまえ、まだそんな理屈っぽい話が好きなのか」

するとと友人はこう反論したそうです。

「バカいえ！　会社でこんな話をするもんか。おまえと会ったからつい思い出したんじゃないか」

それを聞いて、この男性はふっと嬉しくなったそうです。

「そうだなあ。たしかに吉本隆明の話なんて、この歳でできる相手といえば昔の仲間ぐらいのもんだな」

あれから数十年、おたがい大人になっています。相手の話も聞くし、ムキになることもありません。そして自分のことばで話せます。この2人は久しぶりに熱い議論で楽しい時間を過ごしたのです。

議論が面倒なのは、脳が老化してきたからだ

サラリーマン時代は会議で議論してもどこかに利害やメンツが絡んできます。自分のプランを通したいとか、部署の利益を守りたいとか、こいつのいいなりになるもんかといった気持ちがあります。

ところが定年を迎えてしまうと、もう利害が絡んだりこだわるメンツもなくなります。すると議論なんかひたすら面倒で、相手が自分の主張を押しつけてくれば「どうぞ勝手に」と受け流します。

つまり議論する動機も情熱もなくなってしまうのです。

議論というのは自分の知識や情報や経験を引き出して、論理的に組み立てな

がら相手の意見にぶつけなければいけません。どういう展開になるか、予測のつかないところもあります。

すべて、**想起力や出力を整える**ことになります。臨機応変の対応は前頭葉の出番です。まさに脳の総合メンテナンスになってくるのです。

その議論が面倒くさくなってくるというのは、老化の始まりです。

◎感情が老化しているから気持ちがわき立たない。

◎前頭葉が機能低下しているから、想起力も出力も弱まっている。

◎展開の予測がつかないことにも対応できない。

これではとても議論する気になれません。

でも、だからといってその場の意見や相手の主張に合わせてばかりいると、脳の老化はますます進んでしまいます。使える機能をさびつかせてしまえば、廃用が進む可能性もあります。

だとすれば、議論は大いにすべしです。

自分の考えは相手とはっきり違っている、周りの意見には納得できない、相手の判断に疑問がある……そういうときに黙り込んでしまったら、感情も沈むし不満も残ります。メンタルヘルスにも悪い影響を与えてしまうのです。

「いちいち大人げない」というのは、老化の始まった脳の言い訳です。

ボケたくないと思うのでしたら、「さあ、やるか」と自分を励まして議論に突入してください。

堂々と冷静に議論すると脳は元気に

会社勤めの間、あなたにも気の合わない上司とか、虫の好かない同僚とか、ときにははっきりと敵対する人間がいたと思います。人間関係に悩まないサラリーマンはまずいません。退職してそういうストレスから解放されたら、どんなに気分がいいだろうと考えます。

では、定年後の生活は煩わしい人間関係から解放されて、ほんとうに気分のいいものになるでしょうか。

以前のような組織の拘束はなくなりますから、たしかに気は楽です。

でも、丸っきりの隠遁生活に入るわけではありません。嘱託や非常勤という身分で再就職する人もいれば、趣味のサークルに入って新しい人間関係が生まれる人もいます。あるいは自治会や町内会のような地域の集まりに誘われる場合もあります。

わたしはここまで、定年になっても人づき合いは大事ですと書いてきましたし、その理由もいくつかあげてきました。前頭葉の刺激ということで考えれば、人づき合いは感情をわき立ててくれるし、出力系を強化してくれますから、ボケないためにはやはり欠かせません。

そして、どういう形でも人とつき合うようになれば、楽しいこともあるかわりにイヤなことも起こります。「まったく、どこにでも気の合わないやつはいるもんだな」とつくづく納得してしまうのです。

でも、今度は議論できます。

好んでケンカでも吹っかけないかぎり、自分の意見を相手に述べることはできるし、おたがいにきちんと筋道を立てて話せば問題が解決されたり、事態が改善されるケースはいくらでも出てくるはずです。

たとえば町内会でも趣味のサークルでも、自分のやり方を押しつけるようなタイプが威張っていたらどうしますか。

組織にはしばしば、権威をふりかざすリーダーやお偉いさんがいて、みんな反論できない雰囲気になっていたりします。「面倒だからいわせておこう」とか、「こっちに役職が回ってきたら困る」「自分の役割だけこなしていればいい」といった理由ですが、60代の人までがそんな事なかれ主義につかまることはないでしょう。

堂々と、冷静に、議論してください。まだ60代です。定年後の世界では若者です。権威をふりかざす人間におもねる必要なんかないはずです。

口先だけだと「ふん」で片づけられてしまう

さて、問題は家庭です。

妻との議論はつい口論になりがちだし、会社を辞めて家にいるようになると どうしても主導権は妻に握られてしまいますから、あんまり波風立てたくないというのが本音になります。

　では不満がないかといえば、これがいろいろあります。

「血圧とかコレステロールを心配してくれるのはいいんだけど、毎日、野菜料理じゃあ入院しているみたいだ」

「リビングに家具や小物が多すぎて息苦しい。もっとスッキリさせて寝転びたい」

「オレのことなんかかまわないで、旅行でも何でも好きに出かけていいんだけどな。こっちは独身時代の気分に戻って気楽にやっていけるから」

　べつに夫婦仲が悪くなくても、勤めているころは気にしなかったことが家にいるといろいろ気になります。先の長いつき合いになるのですから、我慢しないでここでもいいたいことはいってしまいましょう。

　ただし、要求だけではダメです。

「精神科医が60歳を過ぎたら肉をもっと食べないとうつになりやすいといって

るぞ」

こういうことをいっても、妻が野菜信奉者なら「ふん」でおしまいです。「そんなに食べたいなら自分で料理すれば」といわれかねません。

ここがチャンスですね。

「よーし、じゃあ週1回はオレに任せろ」と応じられるかどうか、定年後の男性がいつまでも若々しい脳を保つかどうかは、ここからの実行力にかかっています。

じつはなんだってそうなのです。**こっちの意見や考えを相手にぶつけて議論になったら、その後で「じゃあ、やってみれば」という人が出てきます。**町内会の会長に「ゲートボールは75歳以上にして、それ以下の世代は小学生とフットサルでもやったほうが楽しいし参加者が増える」と意見をぶつければ、「じゃあ、あんた試しに呼びかけてやってみなさい」といわれます。

じつはそういう展開が読めるから、自分の意見はいいたくないというのがあります。ここを打ち破らないかぎり、とくに家庭内の自己主張はできにくくなります。

口だけでなく体が動く60代の脳はボケない

サラリーマンの世界でも、口先だけで実行力のない人間はしだいに軽んじられます。その人のいうことをだれも聞かなくなりますから、しだいに発言しなくなって存在感が薄くなります。

定年後も同じで、いくら自分の意見やアイディアを発言できる人間でも、実行力がない、リーダーシップを取れないというのでは相手にされません。「あの人は口ばっかし」と思われたら、人間関係もしだいに淋しくなります。そういうところは、会社だろうがサークルだろうが、あるいは家庭だろうが同じです。それぐらいのことは、たぶんあなたもわかっているはずです。

でも定年を迎えると、たいていの人はこの実行力がどうでもよくなってきます。

「もうノルマじゃないんだから」

「いまさら強制されるのはバカバカしい」

「わかった、わかった、そのうちやればいいんだろう」

そんな感じです。

ここから先は62歳になったわたしも自戒をこめて書くことになりますが、いくつになっても脳の若々しさを保つためには、自分の考えをことばにするという出力だけでなく、その**考えを実行するという行動力も大事**になってきます。行動することで逆に脳は刺激を受けますから、ことばと行動はセットになっていなければいけません。

60代の人はとくにそうです。

動けば変えることのできるものがたくさんあります。

しかもまだ体力も気力も十分です。いうだけじゃなくて、「もちろん動くぞ」という意欲があって当然です。

そこで話を家庭に戻しましょう。

相手はおもに妻です。

この相手に実行力を示す。まずそこからです。

男性の場合、定年後にボケるのはやることがないからです。仕事から解放されればもうノルマはありませんから、人づき合いのない男性は一気にボケてしまいます。

ところが、同じタイプでもボケない人がいます。まめに体を動かす人です。

カレンダーを妻の専用にさせてはいけない

会社勤めのころは、たいていの男性は自分の手帳にスケジュールを書き込んでいました。ほとんどが仕事のスケジュールだったと思います。

定年退職して家にいるようになってもこの習慣は変わらず、人と会ったり出かけたりする予定はつい、自分の手帳に書き込んでしまいます。

一方、妻は妻で自分の予定はカレンダーに書き込んでいます。たいていはダイニングやリビングといった目につきやすいところに掛けてあり、さっさと予定を書き込んで「わたしはこの日は忙しい」と宣言をします。

すると、夫はなんとなく妻の予定に合わせて自分の行動を決めるようになります。「来週はしょっちゅう出かけるのか。じゃあ、オレは家でナイター中継でも観ているか」といった具合です。もう自由な身体なのに、これでは主体性がなさすぎます。

そこである男性は、文具店で夫婦用のカレンダーというのを探し出したそうです。よく探せばカレンダーにもいろいろあって、夫婦に子ども2人の4人で使えるものもあります。日付の横のスケジュール欄が2人分、4人分と並べて書き込めるようになっているのだそうです。

それを室内の目立つところに掛けて、さっそく自分のスケジュールを書き込んでしまいました。妻にも予定は自分の欄に書くようにいいました。

これはおたがいの予定が一目でわかってなかなか便利ですが、この男性の**狙いは「実行宣言」です。**「わたしはこの日はこういう計画がある」と宣言し、とにかくまめに身体を動かそうと考えたのです。

週末には美術館めぐりや近郊の山歩きの予定を書き込んでしまいます。

週に1回は買出しして自分が食べたいものを1品作る「料理の日」を決めます。

「リビングの模様替え」「書棚の整理」といった家の中の雑用も、思いついたことから順に書き込んでいきます。

宣言すれば実行しないわけにはいきませんから、そこはあんまりハードにならない程度に加減します。

でもとにかく、カレンダーが充実すると現役感覚が戻ってきました。

仕事がなくても、自分で自分のリズムを作っていくというのは、工夫すればできるはずです。よくよく考えてみれば、夫婦2人の暮らしで片方が片方に合わせる必要はありません。「夫は勝手にやってくれる」と妻に思わせたほうが、おたがいに拘束されなくて済むのです。

第5章

好奇心で脳を刺激する

煮っころがしなんか要らない。トンカツをくれ

あるコンビニチェーンが、シニア男性の惣菜モニターを募って食べたいおかずの傾向を調べようとしたそうです。そのとき、サンプルとして「ひじきの煮物」とか「煮っころがし」とか「ほうれん草の和え物」といったラインナップをあげたところ、「バカにするな」という苦情が殺到したそうです。

「なんでトンカツがないんだ」

「牛丼はどうした」

「おでんに牛スジが入ってないのか」

そういう苦情らしいです。このバイタリティこそ、今の60代世代の特徴です。

そして、脳のメンテナンスを考えたときにもこのバイタリティは活用できます。自分がほしいものを、遠慮しないで手に入れようということです。どんな人でも「ほしいな」と思うものがあって、「でもちょっと高いな」とか「いまから買ってもあまり出番がないかな」と悩みます。

そういうときに、つい忘れてしまうことがあります。

手に入れれば、**そこから始まるまったく新しい世界**があって、それがどういうものなのかはいまの時点ではわからないということです。

たとえばスポーツカーでも、「あまり出番がないかな」という予想は弱気すぎます。

「最近は遠出するのが億劫《おっくう》になっている」とか「肩もこりやすいし、腰も痛めやすい」とか、ぜんぶ自分の欲求にブレーキをかける発想です。

これでは世の中が押しつける年寄り扱いと同じになります。

「煮っころがしなんか要らない、トンカツをくれ」と文句をいったあのバイタリティはどこにいったのですか？

それに、我慢の結論を出しても脳は欲求不満のままです。

「どんな世界が始まるか、手に入れてみないとわからないじゃないか」という気持ちがどこかに残ります。せっかくの好奇心を封じ込めることにもなってしまうのです。

ほしいもののヒントは40代にある

とはいっても衝動買いはできません。

そこで２つのチェックポイントをつくっておきましょう。

１つは何度もほしくなるものです。

たいていのものは、「ほしいな、でもよく考えよう」とか「もうちょっと様子を見よう」といったんブレーキをかけます。

そして、あんまりほしくないものであればそのうち忘れてしまったり、熱が冷めたりします。

でもほんとうにほしいものなら、時間が経ってもまたほしくなります。友人が買ったりすると「いいなあ」と羨ましくなります。このあたりで最初のチェックポイントは通過です。

もう1つのチェックポイントは、40代のころに真剣に「ほしいなあ」と思ったものです。これは年代的に個人差があるかもしれませんので、目安と考えてください。

40代というのは、10代、20代と違って好みが一定してきます。若いころはあれもこれも手を広げたり、ブームになっているものがあれば自分もほしくなったりやってみたくなったりしますが、**中年に差しかかる年代になるとしだいに自分がほんとうに好きなものや、夢中になれるものがわかってきます。**

でも40代はいちばん忙しい年代です。仕事も家庭も大変な時期でしたから、時間がありません。たとえばギターが好きでバンドをつくって、「こんな楽しい時間はないいな」とか「もっといいギターがほしいな」と思っても、忙しくてつい遠のいてしまったという経験がある人もいるはずです。

もちろん、お断りしたように個人差はあります。60歳を過ぎて誘われたゴルフに夢中になったとか、山歩きに目覚めて人生が変わったとか、そういうことはあります。

でもそれはそれで人づき合いがもたらした幸運ですね。脳にとっての幸運ルートの１つです。

40代で出合ったものは違います。

どういうきっかけにしろ、そこからの20年、好みは変わらないままに続いています。「またやってみたいなあ」とか「やっぱりほしいな」と思い出すことが多いのです。60代のいまなら、ためらう理由はありません。

ほしいものを探し出すことも脳のトレーニング

インターネットは必要な情報を集めたり、あるいはその情報の真偽をたしかめたりするときには便利ですが、ほしいものを探すときにも使い方次第でとても役に立ちます。

つまり、商品名もわからない、そういう商品があるのかどうかもわからないというときでも、グーグルやヤフーの検索エンジンを上手に使えば、「これだ！こういうのがほしかったんだ」という目当ての商品を探し出すことができるのです。

実際、これだけ商品が氾濫していれば、「この世にないものはない」といっていいぐらい、ありとあらゆるニーズに応える商品が売られています。

ただ、それがあるかどうかもわからない状況では、どこで探せばいいのかもわかりません。量販店や専門店を片っぱしから探し歩くというのも１つの方法で、それはそれで楽しいかもしれませんが、具体的なイメージがなければ店員に説明するのも骨が折れます。

定年になってヒマをもてあましていた男性に、旅行から帰って来た妻がネットに入った殻つきのクルミを渡したそうです。

「これ、割るの大変なのよ。あなたはどうせヒマなんだから割ってちょうだい」

というのです。

「なんだ、これくらい」と思った男性は、さっそく庭に出てブロックを積み重ね、トンカチでクルミを割り始めました。

ところがかんたんには割れません。力いっぱいトンカチをふると自分の指を潰しそうで、つい加減するからです。

そこで車の工具箱からペンチを持ち出し、それでクルミをはさんでトンカチをふり下ろします。すると割れることは割れるのですが、粉々につぶれたり殻が飛び散ったりします。これではクルミの実を取り出すのが大変です。

妻はため息をつきながら様子を見ています。「なにをやらせても不器用だね」といわれているみたいです。

この男性は考えました。

「殻が割れなければ、クルミを売っているはずはない。きっとなにか方法があるはずだ」

そう考えて**インターネットで検索**してみたそうです。

なにをキーワードにしたかといえば、「クルミが割れない」という一言です。

どうなったと思いますか？

インターネットなら芋づる式に商品情報が引き出せる

検索エンジンはたちまち、割れないクルミの上手な割り方をいくつも紹介してくれます。

それを順繰りに調べていくと、世の中には同じような問題で悩んでいる人間がいるのだとわかってなんだか愉快になったそうです。

その中でいちばん役に立ったのは、ある郷土料理研究家のブログでした。

さまざまなレシピが紹介されているのですが、クルミを使った料理のページに殻つきのクルミを自分はどう割っているか、ちゃんと説明してあったからです。

読んでみて驚きました。なんと専用の道具が売られているのです。クルミ割り器という当たり前の名前までついています。

そこでさらに調べてみると、同じような商品はいくつか売られていて、それぞれの性能というか、用途というか、個性がちょっとずつ違うみたいなのです。この男性は「へーえ」とか「うーん」とか感心しながら夢中になって調べたそうです。

「おかげでクルミとクルミ割り器に関しては、ちょっとした通になった。まあ、この分野で自分ぐらいの知識がある人間はそういないだろう」

こんど、友人と飲んだらとっておきの話題になりそうだという楽しみもできました。

それはともかく、この男性は何種類も売られているクルミ割り器の特徴を調べ、買うならこれだという1品を決めてネットショップで注文したそうです。いまはたちまち配送されますから、翌日にはもう商品が手に入りました。

さっそく試したのはいうまでもありません。

ちなみにこのクルミ割り器というのはものすごくシンプルな構造なのだそうです。ペンチのような道具で、先端に殻つきのクルミを乗せるスプーン状のくぼみがあります。片手でハンドルを握ると鋼鉄の刃が下がってクルミの殻を割ります。

「やってみたら最初はうまく割れないのもあったけど、すぐにコツがわかった。コツがわかると、力を入れなくても面白いようにパキパキ割れた」

妻も感心して見ていたそうです。

殻が飛び散ることもなく、きれいに2つに割れるからです。

「じつにいい気分でしたね。妻もちょっとは見直したでしょう」

インターネットにはこういう楽しさがあります。

漠然とした要求であっても、調べていけば芋づる式に答えが出てきて、最後は思いも寄らなかった情報に出合えるのです。

ほしいもののない生活では脳が退屈しきってボケる

老いを無欲に結びつける考え方があります。

歳をとったらもう、あれこれ欲を持たないで、あるものでやっていけばいいんだという考え方で、エコライフがもてはやされる現代ではそれなりの説得力を持っています。

でもわたしは逆の考え方です。

少なくとも、脳のメンテナンスでいうなら、欲望は大事だしその欲望を実現するプロセスも大事です。意欲とか好奇心が旺盛な脳であれば、ほしいものややってみたいことがあるのは当たり前だし、その欲望にブレーキをかけるというのは脳の活性を妨げることになるからです。

ましてまだ60代です。

体力も行動力もあるし、ほかの世代に比べておカネだってあるほうです。

こういう世代が自分たちの欲望を眠り込ませてしまったら、日本の個人消費はいつまでたっても伸びません。消費が伸びなければ不景気はいつまでも続くでしょう。

「だからおカネを使えないんだ」と考えるより、「自分たちが使えるカネを使って消費を支えてやろう」と考えるほうが、今の60代世代らしくていいじゃないですか！　若い世代には「自分たちはさんざんいい思いをしたくせに、尻拭いは全部、こっちにやらせるのか」という不満も溜まっていることを忘れないでいてもらいたいのです。

それに、ここまでにも書いてきたようにケチってもボケたらなんにもなりません。

感情が老化してときめきがなくなったり、意欲も好奇心も失ってしまったら、どんなに自由な時間があっても人生を楽しめないのです。

でも現実に、定年を迎えると無欲になってしまう人がいます。

「ほしいものは一通り、揃っている。いまからなにか新しいことを始めるわけじゃないんだから、あるもので間に合う」

そう考える人たちです。あなたがそうかもしれません。

でもそれは、前頭葉の老化が進んですでに意欲も好奇心もなくなりかけているせいかもしれません。

あれこれ理屈を並べても、毎日、決まりきったパターンを繰り返すだけの生活だとしたら、**脳は退屈でしょうがないのです。そこにボケが忍び寄ります。**

実用より遊び、必需品より夢のあるものが脳にいい

定年生活で体がなまってきたので、自転車でも乗り回そうかと考えた人がいます。

「車の少ないコースを選んで、毎日、１時間も乗ればいい運動になるだろう。ついでに買い物もしてやれば妻も助かるだろう」

そう考えてガレージの片隅にあった自転車を引っ張り出しました。高校生だった長男が通学用に乗り回していたもので、妻もときどき使っています。

この人は自転車の扱いには慣れていました。60代にはけっこう、機械いじりの好きな男性がいます。それにかつてはどんな町にも自転車屋が何軒かあって、

男の子はしゃがみこんでパンク修理の様子とか、ブレーキ調整の様子なんかを眺めていたものです。

ざっと点検して、オイルも差して、さっそく公園回りのコースを走ってみました。

「いやあ、恥ずかしかった」

これが久しぶりに自転車に乗った感想です。

「同世代の男がけっこう自転車に乗っているんだけど、みんなカラフルでスポーティーで格好いい自転車だ。白いママチャリに乗っているのは自分だけだ」

なんだか自分だけ、老け込んだような気がしたそうです。

そこでさっそく、近所のサイクルショップに出かけてみました。

ここでまたショックを受けます。

昔の自転車屋は油汚れで真っ黒になった作業服の大人が、狭い店内で黙々と仕事をしていたのです。いまはそんなイメージがどこにも見当たりません。

「ガラス張りの明るい店内にピカピカの自転車が並んだり、吊るされたり、ディスプレイも凝っている。おまけにテーブルと椅子が置いてあってコーヒーが飲める。そこにカタログがどっさりあって、まるで車のディーラーのショールームみたいだ」

それでも気を取り直して店内をじっくり見渡しました。「こういうのに乗ったら気持ちいいだろうなあ」と思うような自転車がいくつも置いてあります。値段もピンからキリまでで、中には数十万円もするフランス製とかイタリア製の自転車もあります。そういうのはもう「自転車」と呼ぶのも気が引けるような、見るからに優雅なデザインなのです。

うっとり眺めていると、店長とおぼしき若者が声をかけてくれました。

それであれこれ質問し、カタログをどっさりもらってそのサイクルショップを出たときに、この男性はもう、「買う！」と決めていたそうです。

「自転車のイメージが変わってしまった。やっぱり夢のあるものがほしくなった」

いまあるものでも用は足せます。でも、脳はそんな現実的選択は喜ばないのです。

ほしいものが手に入ると脳はアクティブになる

遊びの要素を求めたり、夢のあるものがほしくなるというのは、脳にそれだけの好奇心があるからです。

まして定年後の生活は、それまで40年間も続いてきたルーティンワークから解放されています。前頭葉はずっと我慢を強いられ、しだいに機能低下を起こしているのですから、遊びや夢をキーワードにどんどん刺激を与えなければいいけません。

それが、60代の脳を整えることになるのです。

そして、遊びや夢を盛り込んだものが手に入ると、脳がアクティブになります。思う存分、楽しみたいという欲求がふくらんでくるのです。

そのためにはまず、ほしいものに出合うことです。

これはむずかしく考えることはありません。

いまの自分がいちばんやってみたいことを、とにかく実行してみましょう。道具がない、体力がない、様子がわからない……すべて気にしなくていいです。

たとえば40代のころ、何度か接待ゴルフでコースに出たことがある。少し夢中になりかけたけれど、不景気になってやめてしまった。でも広い芝のコースで思い切りクラブをふり回すのは気持ちよかったなあというのでしたら、友人に声をかけてみればいいのです。「最近やってないけど、昔はずいぶん夢中になったなあ」と答えてくれる仲間がかならずいるはずです。

「出かけてみるか」と誘えば話はすぐに決まります。

いまはメンバーでなくても平日なら安い料金でプレイできるコースがあちこちにあります。青空の下で思う存分、体を動かせばやっぱり爽快な気分になるはずです。

「楽しいもんだな」とわかったら、新しいクラブもほしくなるしウエアにも自分なりのセンスを持ち込みたくなります。さあ、ほしいものができました。

テニスでも釣りでも山歩きでも同じです。

ドライブなら車がほしくなり、グルメなら遠くに出かけたくなります。ほしいもの、やってみたいことは、あれこれ頭の中で考えているより、とりあえず動いてみるとイメージがどんどん具体的になってきます。

あなたがいま、いちばんほしいものはなんですか?

ほしいものを手に入れると感情が揺さぶられる

わたしの印象では、いわゆるコレクターと呼ばれる人たちもボケとは無縁のような気がします。

いくつになっても、訪ねてくる人に自分のコレクションを嬉しそうに見せる人です。ワインともなればやたら高価なものも含まれますが、旅先で買い集めた食器や雑貨をコレクションにしている人は、値段に関係なく１つ１つの品物を楽しそうに説明してくれます。

いつどこで手に入れたのか。

どういうエピソードがあったのか。

そこはどんな町でどんな旅行だったのか。

買うときにはどんな苦労ややり取りがあったのか。

品物だけでなく、手に入れるまでのあれやこれやをじつに鮮明に覚えています。蕎麦猪口や豆皿を集めている人なんか、手のひらにのる小さな器1個で1時間ぐらいは〝物語〟を語ってくれます。

そういう様子を見ていると、想起力だけでなく、表現力もすごいなあと感心します。

でもこういったことも、脳で説明することはできるのです。

ほしいものを手に入れるときは、ものすごく感情が揺さぶられるからです。興奮するし歓喜します。あるいは不安にもなるし迷いも生まれます。

そういった**感情の揺さぶりを伴ったことは、わたしたちはいつまでも忘れません。**脳に強い刺激を与えるからです。

もう一度、繰り返しましょう。

あなたがいま、いちばんほしいものはなんですか？
全知全能を傾けて、それを手に入れてみましょう。
こんな楽しくて、夢のあることが、そのまま脳を整えることになるのです。
ためらう理由はありません。

第6章

脳が元気な人は体も元気だ

年齢とともに脳は縮む、これだけは避けられない

この章では、脳の元気と体の元気について考えてみます。あくまで精神科医として、わたしが感じていることを述べるだけですから、べつに押しつけるつもりはありません。1つの見方として、「そういうこともあるのか」と受け止めてください。

歳をとると筋肉にも脳にも廃用が起こるという話は何度かしました。

わたしは高齢者専門の病院に長く勤務してきましたから、CTやMRIで撮影した脳の写真を数多く見てきました。亡くなった方の脳を解剖させてもらって、病変をたしかめた結果を何百例も見てきました。

その結果わかったのは、80代後半以降の人で脳にアルツハイマー型の変性がなかった人はいないということです。認知機能が正常で、認知症とは診断されなかった人でも、やはりアルツハイマー型の変性、かんたんにいえば脳の神経細胞に異変があったのです。

つまり、いわゆる**ボケというのは程度の問題、あるいは個人差の問題**であって、アルツハイマーの診断基準に引っかかればアルツハイマー型認知症とみなされるし、引っかからなければ正常とみなされる、ただそれだけの違いなのです。

実際、アルツハイマーでも初期のうちは周囲も気づかないままに仕事を続けた政治家や弁護士、医師がいます。ルーティンな仕事なら側頭葉や頭頂葉の働きで支障なくできるからです。

そのかわり前例のない事態、予測のつかない状況に直面すると、本人にはどうしていいのか考えることも判断することもできず、そこではじめてアルツハイマーが見つかるケースはしばしばあるのです。

ただし、脳の縮み方は一律ではありません。これには医学的なデータがあって、老いてくれれば脳全体が縮んでいくのではなく、早く縮む部位とそうでない部位があります。

たとえば記憶に深くかかわってくるのは脳の海馬《かいば》と呼ばれる部位ですが、年をとって知的機能の落ちた人の脳をＣＴやＭＲＩでみても、この海馬がかならずしも目立って委縮しているわけではありません。

では早く縮むのはどこでしょうか？

これまで説明してきた通り前頭葉です。

運動が嫌いでも
脳が元気なら体は大丈夫

定年と同時に体のトレーニングを始める人は大勢います。

万歩計をつけて雨の日でもレインスーツを着て歩く人。

スポーツジムに通って自分のメニューを作ってもらい、せっせとトレーニングに励む人。

水泳クラブの会員になってコーチの指導を受けながら毎日、プールで泳ぐ人。

すべて、体にはとてもいいことです。

もちろん、体にいいことは脳にもいいことです。脳だって体の一部、筋肉の刺激は脊髄から脳幹を通って大脳辺縁系に伝わり、それが新皮質に刺激を与えて脳が元気になる、という理屈はわかります。

ではスポーツ選手がいくつになっても若々しい脳を保っているかとか、80代、90代になっても好奇心旺盛に人生を楽しんでいるかといえば、わたしは正直にいって答えられません。体のトレーニング、イコール脳のメンテナンスとは言い切れないような気がします。

その証拠といっていいかどうか、少なくともわたしの知っている範囲では、いくつになっても若々しくて意欲も好奇心も失わないような人は、とくにスポーツやトレーニングを日課とはしていません。むしろ運動嫌いを自認する人だっています。

それもそのはずで、そういう人は80代、90代になっても現役感覚で仕事をしています。

人と会う、飲んだり食べたりする、誘われれば出かけるし遠くにも行きます。

あるいは絵が好きでサークルを主宰している、俳句が好きで仲間を集めている、カメラが好きで毎年、小さな写真展を開いているというような人は、**その好きなことを続けるために毎日、動き回っています。**

旅が好きで近場の日帰り、遠くの泊りがけ、すべて自分で計画して嬉しそうに出かける人もそれだけでずいぶん動き回ります。

だれも万歩計なんかつけていないし、筋力トレーニングもしていません。でもみんな元気です。朗らかで、活力があります。

むしろハードなトレーニングを自分に課していて、それをこなすだけで1日が終わってしまうような人のほうが、老けて見えます。これは、わたしにはそう感じることが多いという話です。

前頭葉が元気なら歩くことは楽しい

たとえば歩くことで考えてみましょう。

本格的なウォーキングでなくても、**歩くことが体にいいというのはだれでも知っています。**

歩けば足腰が鍛えられます。体の老化はこの足腰の衰えから始まりますから、いちばん基本的なトレーニングということになります。

さらには心肺機能を高めたり、汗をかいて水分を補給することで代謝機能を高めることもできます。

それだけではありません。**体にいいことは脳にもいいのです。**

運動すれば心地よい空腹感が生まれますから、食欲も増すしビールも美味しいでしょう。

コースの中には公園や街路樹や住宅街の生け垣があって、そこにいろいろな草花や木が植えてありますから季節の変化を知ることもできます。

あるいはのんびり歩けばいろいろなアイディアやプランが浮かんできます。会ってみたい友人の顔がふと浮かんだり、どこか遠くへ旅行に行きたくなったりします。

街を歩けば書店に寄り道したり、コーヒーの美味しそうな喫茶店を見つけて一休みすることもあります。つまり、変化や空想を楽しむことができるのです。

感情も朗らかになります。

やっぱり青空のもと、しのぎやすい時期ならこころも晴れ晴れしてくるでしょう。

すべて、脳は快感に満たされます。

でも、前提があります。

前頭葉が元気でなければ、歩いてもとくに楽しくないはずです。足腰のトレーニングにはなりますが、ただそれだけを目的にしてひたすら歩いても楽しくありません。

すると、「今日は億劫だな」とか「休もうかな」と思う日が出てきます。休めば休んだで、挫折感が生まれます。まじめな人ほどそういう傾向があって、「わたしはなにをやっても長続きしない」と落ち込みます。ほとんどのトレーニングには、そんな落とし穴があります。

前頭葉が元気なら大丈夫です。

歩くことをただのトレーニングとは受け止めません。気持ちを伸びやかにしてくれる楽しい散歩になってくるのです。

「ついで」の感覚で動きに弾みをつけてみる

50歳を過ぎるころから、体を動かすのが億劫になる人は珍しくありません。天気がいいからどこかに出かけようと思っても、「どこも混んでるだろうな」とまず考えてしまいます。

運動したほうが体にいいとわかっていても、「いまさら大げさなことはやりたくない」と考えてしまいます。

では大げさではないこと、たとえばウォーキング、あるいはもっと地味に散歩ならどうかといえば「そんな年寄りくさいことはやりたくない」と考えます。要するに面倒くさがり屋になったのです。

こういう人が60歳を過ぎてやがて定年を迎え、「ゴロゴロしていても体がなまるからなにか運動しなくちゃ」と考えたとしても、長続きするとは思えません。すでに前頭葉の老化が始まっているので、意欲とか好奇心とか、自分のほうから興味を持って動こうという気持ちが薄まっています。

すると、「運動しなくちゃ」という義務感だけが動機づけになりますから、なにをやっても楽しくないのです。

そこで、**まず前頭葉を刺激することから始めましょう**。どんなことでもいいから、楽しみを探し出すことです。これは、本来の目的とまったく無関係なことでもかまいません。

たとえば60歳を過ぎて山歩きが好きになる人は、体を整えるために始めるわけではありません。

「信州の蕎麦が美味しいっていうから、ついその気になってしまった」

「ふもとの温泉がすごく気持ちいいっていわれたので」

「カメラが好きなら撮りたくなる高山植物がいっぱいあるよっていわれて」

なぜかこころを動かされてしまったのが、きっかけです。

街歩きも散歩も同じです。

「あの店のコーヒーもずいぶん飲んでないから、ちょっと出かけてみようかな」

「先週買ったジャケットをまだ着ていない。ちょうどいいか」

その程度の理由でも、「出かけるか」という気持ちになります。

「ついでにあいつを呼び出してみるか」

最初から人と会おうと思えば億劫ですが、ふとやってみたいことができたら、まず腰を上げて動いてみましょう。動けば「ついでに」という弾みがつきます。

行動的な人には「楽しみ目線」がある

わたしたちが「面倒だなあ」とか「気が進まないなあ」と思うのは、自分でイヤなことを探してしまうからです。

たとえばふと友人に会いたくなっても、「あいつも忙しいから、急に誘われても困るだろう」と考えます。これは、断わられた場合のことを考えています。

コロナ禍で人と会うことに配慮が必要にはなりましたが、大勢の集まる飲み会に誘われたときでも、「とくに会いたい人間もいないし」と考えるのは、嫌いな人間や苦手な人間の顔を思い浮かべているからです。

外出や旅行が億劫になるとき、趣味のサークルに誘われても気が進まないとき、すべてそうです。自分から、その中で待ちかまえているイヤなことを思い浮かべてしまいます。

行動的な人は違います。

自分から何か思い立ったときでも、他人から声をかけられたときでも、その中で待ちかまえている楽しいことをまず想像します。

たとえば絵や美術にとくに興味がなくても、西洋美術館に誘われてふと「上野なんてもう何年も歩いてないな」と考えるような人です。

「そうだ、精養軒のビーフシチューだ！」

これで返事は決まりです。「うん、行こう」とウキウキしながら答えます。

釣りとかゴルフとか、すべて同じです。

やったことのない遊びでも、楽しみ目線を向けてみれば何か１つぐらい、「いいかもしれないな」と思い浮かぶものがあります。

だれかに会いたくなったときでも、「会えないときはホテルのバーで軽く飲もうか」と考えれば、外出の支度も済ませて軽い気持ちで相手に電話をかけることができます。

そして、**すべてのことは動いてみなければどういう展開になるのかわからないのです。**成りゆき任せ、風任せ、そういう習慣が、前頭葉を少しずつ刺激してくれます。脳さえ元気が戻れば、体は自然に動くようになってきます。

定年を迎えればみんな無派閥になる

会社人生が終われば、時間的な自由だけでなくもっと大きな自由が手に入ります。

もう、縛りつける組織はないのですから、完全フリーの身なのです。

ということは、だれにも遠慮が要らないということです。

仕方がないからつき合うとか、意見が合わなくても従うとか、誘われたら断われないとか、そういった関係が全部なくなります。

そしてもう1つ大事なのは、つき合う仲間や友人も同じだということです。相手も完全フリーです。

この、人間関係の大変化は頭に入れておいたほうがいいです。

というのも、コチコチになった脳はつい、いままでの判断を持ち込んでしまうからです。

「断わったら悪いかな」

「自分の考えを口に出すのは生意気かな」

「勝手な動きは迷惑かな」

そんなこんなを考えて、自分から不自由な人間関係をつくってしまいます。

これではいままでと同じです。

もう、わがままとか自分勝手とか、そういう自分で自分の行動を規制するような考え方はしなくていいのです。

大丈夫、60歳を過ぎてそれなりの常識は身についていますから、他人への気遣いぐらいできます。非常識にはならないということです。

でもいきなり完全フリーといわれても、どこまで自由なのかちょっとわかりませんね。人間関係の何が変わるのか、何をどう変えればいいのか戸惑うかもしれません。

そこでまず、こんなイメージを描いてください。

フリーとは、サラリーマン時代に当てはめれば無派閥になるということです。

無派閥ですから、どんな相手に対しても自分の意見や希望を伝えていいし、どんな相手の意見や希望でも、納得できれば受け容れていいのです。

それから自分が苦手なことや知らないことは、いちばん詳しい人や上手な人に教わっていいのです。

身の回りの人間すべてに対して、その人の長所や取り柄とつき合う関係をつくっていけるのです。これは気が楽です。

人間関係がどんどんフレキシブルになっていきます。

しかも**どんな人とでも気分よくつき合えます**。相手だってべつに拒みません。みんなもう、無派閥なのです。

さあ、脳が元気になってきた、体も元気になってきた

じつはわたしは、運動音痴です。

スポーツは得意ではありません。

でも、60歳を過ぎたわりには人から若く見られます。

それからスポーツは苦手でも、人とのつながりやグループとのつき合い、あるいは勉強のためもあって国内ならあちこち飛び歩いていますし、コロナで中断するまでアメリカにも年に数回は出かけていました。

そういう生活をしていると、わたしよりもっと多忙な人が驚くぐらいあちこち旅行したり、個人的な趣味や勉強のために日本中を飛び歩いていることに気

づかされます。いったい、いつ仕事をこなしているんだろうと思うくらいです。

しかも、みなさん若々しいのです。脳も元気だし、体も元気です。

それからどんどんネットワークを広げていきます。「この人がこんな人と」と思うような意外な人間関係をつくっています。

すべて、無派閥だからできることです。

仕事が自由業というだけでなく、企業や官庁に勤めていても、あるいは学者や政治家であっても、基本的に無派閥で、どんな相手でもその長所に注目できる人たちです。

そう考えてくると、定年後の人生はまさに脳にとっては理想的な環境になります。

あとはそれをどう活かすか、あなたのデザイン力次第です。

そのとき、他人の長所とだけつき合っていい環境になったということを、忘れないでください。そこから始まるものはいくらでもあります。

教わりたいことを教えてくれる人がいます。
同じ楽しみを一緒に味わってくれる人がいます。
やってみたいことを話せば、具体的なプランを組み立ててくれる人がいます。
これでもう、動き出すきっかけは十分です。
脳さえ元気になれば、体もどんどん元気になっていくのです。

エピローグ

よく忘れる脳がボケない脳である

定年後の脳は過去をふり返らない

いまのあなたに「お疲れさまでした」といっていいのかどうか、わかりません。60代の人に向けてこの本を書いてきましたが、それより若い方が読んでくださったかもしれません。

それから60代でも、まだ働いている人は大勢いると思います。

それでもやっぱり、最後に「お疲れさまでした」といいます。あなたの脳は、ずっと働きづめで、しかもこの10年ほどは変化のない仕事が続いて疲れ果てている可能性があるからです。肩が凝るように、脳も凝っているはずです。

その仕事から解放されたら、まずやるのは「忘れること」です。

もう会社時代は忘れてしまいましょう。

自分のポストや肩書きも、上下関係も、もちろん仕事そのものも、きれいさっぱり忘れてしまいましょう。2度と戻ることのない世界を覚えていてもしょうがないからです。

定年後の人生を存分に楽しんでいる人は、みなさん、そうです。

「エッ！　あの人が会社の部長だったの？」

「ウソォ！　あの人が銀行マンだったの？」

「マサカ？　あの人がおカタい役所づとめだったなんて！」

そう思わせる雰囲気があります。

それぞれ、好きなことを楽しんでいるからです。

威張ってもいないし、気むずかしくもありません。

ラフな格好でどこにでも出かけるし、2回りも年下の世代とにこやかにビールを飲んでいます。

実際、昔の話なんてしません。「わたしが若いころは」なんて、威厳を取り繕うようなことは口にしないのです。もう頭の中からきれいさっぱり、会社人生は消えています。

なぜそれができるかといえば、いまが楽しいからです。幸せな脳は過去なんかふり返らず、明日の楽しいことだけを考えているからです。

ボケない脳には「忘れる力」がある

元気な脳、活力のある脳というのは、じつは「忘れる脳」でもあります。

不要な情報はどんどん捨てます。

そうしないと、新しい情報を取り込むことができません。

イヤなこともどんどん忘れます。

そうしないと、こころがいつまで経っても晴れません。

嫌いな人間のこともさっさと忘れてしまいます。

そうしないと、新しい人間関係が始まりません。

「ボケても忘れるじゃないか」と突っ込まないでください。

認知症というのは、忘れるのではなく記憶できないのです。過去のことは覚えていても、新しいことは覚えられないのです。そこが根本的に違います。

前向きに、アクティブに生きていく人は、忘れる力も強いのです。

たとえばいままでにもこういうことはありませんでしたか？

あなたがその人に過去のイヤな思い出を話します。

「あのときは迷惑かけて済まなかった」とか、「怒らせてしまった」とか、気がかりなことを打ち明けます。

すると、「忘れていたのに」という答えが返ってきます。

「そういえばそんなことがあったけど、すっかり忘れていた。つまんないこと思い出させるなよ」

こういうことばは、その人の思いやりかもしれないし、照れかもしれません。

でも、笑顔を浮かべてそういってくれる人がいたはずです。

たぶん忘れていたのです。毎日が楽しければ過去のイヤなことなんか忘れてしまいます。元気な脳は忘れる力があるのです。

だから1つの目安として、あなたがもし、過去のイヤなことや嫌いな人間のことを思い出すようなことがあったら、「まずいぞ」と言い聞かせてください。

「ちょっと脳が疲れている」

「前頭葉がくたびれている」

そういうシグナルと受け止めてください。

身の周りのものが目に入らなくなっていませんか？

明日の楽しい計画を忘れていませんか？

ここからはもう自分のペースでやっていくのだ

定年は人生のゴールではなくスタートになります。

しかも束縛のない、すべて自分の好きなようにデザインできる人生のスタートです。

こういう状況、脳が本来の元気さを失わなければワクワクするほど嬉しいはずです。

ここまでの人生は、社会に出るまではともかく、社会に出てからはつねに制約や枠組みの中で生きてきました。

決められた曜日の決められた時間に、決められた場所まで毎日、出かけなければいけません。

やることも決められているし、顔を合わせる相手も決まっています。

家庭を持てばここにも枠組みが生まれました。40歳までにマイホームを手に入れなければとか、子どもにはどんなに無理をしてもいい教育を受けさせたいとか、収入ダウンでも会社は辞められないとか、べつに決まりでもなんでもないことを自分のノルマとして忠実に実行してきました。

疲れるのも当たり前です。

そして心配なのは、脳です。

あんまりコチコチになってしまえば、「さあ、スタートですよ」といわれても、どっちに向かってどう歩き出せばいいのか戸惑います。

真っ白な画用紙を渡されて「さあ、好きな絵を描きましょう」といわれても、何を描いていいのかわかりません。

それもそのはずで、この40年間、いやその前の20年間だって、いつも進む方向が示されていたし、いくつかの道が延びていてその中のどれかを選べばよかったのです。

あるいは画用紙だって真っ白ではなく、色を塗るだけで済むように下絵が描いてありました。自分の人生なんだから、選ぼうと思えばどんな道でも選べたはずなのに、ほとんどの人は意外に不自由な道を歩いてきたのです。

だからまず、忘れることですね。

歩いてきた道も、下絵も、すべて忘れることです。

定年を迎えて住み慣れた家を処分し、同じ町の公団アパートに移った夫婦がいます。何もない部屋を眺めたときに、「こんな解放感は生まれてはじめてだ」と感じたそうです。

著者プロフィール

和田秀樹（わだ ひでき）

精神科医

1960 年大阪府生まれ。1985 年東京大学医学部卒業。東京大学医学部附属病院精神神経科助手、アメリカ・カール・メニンガー精神医学学校国際フェローを経て、現在は和田秀樹こころと体のクリニック院長。日本大学常務理事。一橋大学経済学部、東京医科歯科大学非常勤講師（医療経済学）。川崎幸病院精神科顧問。
著書は、『親が認知症かなと思ったら読む本』（祥伝社）、『六十代と七十代 心と体の整え方』（バジリコ）、『70 歳が老化の分かれ道』（詩想社新書）、『症状が改善！介護がラクになる マンガでわかる！ 認知症』、『70 歳からの老けない生き方』（共にリベラル社）など多数。

装丁デザイン　大前浩之（オオマエデザイン）
本文デザイン　尾本卓弥（リベラル社）
編集人　伊藤光恵（リベラル社）
営業　持丸孝（リベラル社）
制作・営業コーディネーター　仲野進（リベラル社）

編集部　鈴木ひろみ・中村彩
営業部　津村卓・澤順二・津田滋春・廣田修・青木ちはる・竹本健志・榊原和雄

※本書は2013年に新講社より発刊した『60歳から、脳を鍛える健康法』を改題し、
再構成し文庫化したものです

60歳から脳を整える

2022年8月26日　初版発行

著　者　和田 秀樹
企画・編集　株式会社 波乗社
発 行 者　隅田 直樹
発 行 所　株式会社 リベラル社
〒460-0008　名古屋市中区栄3-7-9　新鏡栄ビル8F
TEL 052-261-9101　FAX 052-261-9134　http://liberalsya.com
発　売　株式会社 星雲社（共同出版社・流通責任出版社）
〒112-0005　東京都文京区水道1-3-30
TEL 03-3868-3275
印刷・製本所　株式会社 シナノパブリッシングプレス

ISBN978-4-434-30868-0　C0195